D1727266

Mit freundlicher Empfehlung überreicht von

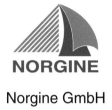

Norgine GmbH

Moderne Therapie mit Laxantien

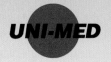

UNI-MED Verlag AG
Bremen - London - Boston

Die Deutsche Bibliothek - CIP-Einheitsaufnahme

Müller-Lissner, Stefan:
Moderne Therapie mit Laxantien/Stefan Müller-Lissner und Winfried Beil.-
1. Auflage - Bremen: UNI-MED, 2001
(UNI-MED SCIENCE)
ISBN 3-89599-526-6

© 2001   by UNI-MED Verlag AG, D-28323 Bremen,
                International Medical Publishers (London, Boston)
                Internet: www.uni-med.de, e-mail: info@uni-med.de

Printed in Germany

UNI-MED. Die beste Medizin.

In der Reihe UNI-MED SCIENCE werden aktuelle Forschungsergebnisse zur Diagnostik und Therapie wichtiger Erkrankungen "state of the art" dargestellt. Die Publikationen zeichnen sich durch höchste wissenschaftliche Kompetenz und anspruchsvolle Präsentation aus. Die Autoren sind Meinungsbildner auf ihren Fachgebieten.

Vorwort und Danksagung

Funktionelle Erkrankungen des Magendarmtrakts sind weit verbreitet, aber vergleichsweise wenig beforscht, vermutlich wegen ihrer guten Prognose. Der Leidensdruck der Betroffenen ist jedoch beträchtlich. Im Fall der Obstipation kann sich der Patient recht gut selbst behelfen: in Form der sämtlich OTC erhältlichen Laxantien hat er ungehinderten Zugriff zur Selbstmedikation. Dies steht in offensichtlichem Widerspruch zu den zahlreichen Warnungen vor Laxantien im sekundären und tertiären medizinischen Schrifttum.

Das vorliegende Buch gibt eine kritische Darstellung der verfügbaren Laxantien mit ihren tatsächlichen Vor- und Nachteilen. Das Spektrum der abgehandelten Themen umfaßt die Gebiete der Pathophysiologie, der Diagnostik, der Pharmakologie und der aktuellen Therapie. In jedem Kapitel wurde Wert darauf gelegt, praxisorientiertes Wissen zu vermitteln.

Das Buch ist eine kompakte Informationsgrundlage. Für weitergehende Informationen kann auf die Literaturangaben zurückgegriffen werden. Wir würden uns freuen, wenn dieses Buch Ärzten und Patienten von Nutzen ist. Für jeden kritischen Kommentar und nützlichen Hinweis sind wir dankbar.

Berlin, Hannover im November 2000

Stefan Müller-Lissner,
Winfried Beil

Autoren

Prof. Dr. Winfried Beil
Institut für Pharmakologie
Medizinische Hochschule Hannover
Carl-Neuberg-Str. 8
30625 Hannover
Kap. 3.

Prof. Dr. Joachim F. Erckenbrecht
Klinik für Innere Medizin und Gastroenterologie
Florence-Nightingale-Krankenhaus
Kreuzbergstr. 79
40489 Düsseldorf
Kap. 2.

Prof. Dr. Stefan Müller-Lissner
Abteilung Innere Medizin
Park-Klinik Weissensee
Schönstr. 80
13086 Berlin
Kap. 1.

Prof. Dr. Siegfried Wagner
Abteilung Gastroenterologie und Hepatologie
Medizinische Hochschule Hannover
Carl-Neuberg-Str. 8
30625 Hannover
Kap. 4.

Inhaltsverzeichnis

4. Klinische Anwendung von Laxantien 46

Index 60

Ätiologie und Pathogenese der Obstipation

1. Ätiologie und Pathogenese der Obstipation

1.1. Terminologie

Der Begriff "Obstipation" ist ein Sammeltopf für verschiedene Symptome und insofern unscharf. Meist wird unter Obstipation ein Ausbleiben der Stuhlentleerung über mehrere Tage verstanden. Bezüglich der akuten Obstipation ist dies zweifellos vernünftig, nicht jedoch hinsichtlich der chronischen Obstipation. Die veraltete, aber noch oft benutzte Lehrbuchdefinition für Obstipation lautet "weniger als 3 Stuhlentleerungen pro Woche". 10 - 20 % der Bevölkerung bezeichnen sich in Umfragen als verstopft, aber nur ein Viertel von ihnen hat eine niedrige Stuhlfrequenz (Drossman et al, 1982; Everhard et al, 1989). Einige Patienten befürchten schädliche Folgen durch die lange Verweildauer des Stuhls im Körper und sind tatsächlich durch die niedrige Stuhlfrequenz beunruhigt. Die meisten aber geben als Hauptbeschwerde die Notwendigkeit zum heftigen Pressen bei der Stuhlentleerung und ein abdominelles Völlegefühl an (Koch et al, 1997).

1.2. Akute Obstipation

Viele Menschen reagieren auf Abweichungen von ihren täglichen Gewohnheiten mit Änderungen der Kolonfunktion. So können eine Reise, ungewohnter Tagesablauf oder Umgebung, Nichtvorhandensein einer Toilette zum "richtigen" Zeitpunkt o.ä. zu einer akuten funktionellen Obstipation führen. Dazu existieren Daten weder zur Epidemiologie noch zur Pathogenese. Desgleichen ist unbekannt, warum bei akuten Erkrankungen, die mit Bettlägerigkeit und/oder Fieber einhergehen, des öfteren eine akute funktionelle Obstipation auftritt. In Frage kommen sowohl Effekte auf den Kolontransit als auch auf die Defäkation. Wegen des meist offensichtlichen Auslösers und der spontanen Reversibilität erübrigen sich diagnostische und therapeutische Maßnahmen fast immer. Die akute Obstipation ist deshalb auch selten Anlass zur ärztlichen Konsultation.

Eine Darmobstruktion, z.B. durch Briden oder einen Lumen verschließenden Tumor des Kolons, äußert sich noch durch andere Symptome als das alleinige Ausbleiben des Stuhlgangs, in erster Linie

kolikartige Schmerzen und aufgetriebenes Abdomen.

Kürzlich aufgetretene Änderungen der Defäkationsgewohnheiten sind aber bis zum Ausschluss stets als potentielles Alarmsymptom eines Kolonkarzinoms zu interpretieren (Abb. 1.1) (Curless et al, 1994).

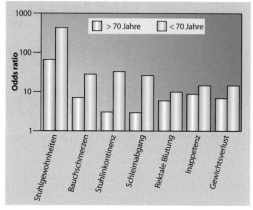

Abb. 1.1: Alarmsymptome für das Vorliegen eines Kolonkarzinoms. Wenn eine kürzliche Änderung der Stuhlgewohnheiten den Patienten zum Arzt geführt hat, steigt die Wahrscheinlichkeit eines Karzinoms um den Faktor 100 und mehr an, die weiteren Symptome sind weniger prädiktiv (Daten aus Curless et al, 1994). Man beachte die logarithmische Skala.

1.3. Chronische Obstipation

1.3.1. Diagnostische Kriterien

Die sogenannten funktionellen Erkrankungen des Gastrointestinaltraktes finden seit dem Internationalen Kongress in Rom 1988 vermehrt Beachtung. Damals wurden diagnostische Kriterien ("Rom-Kriterien") und Empfehlungen zum diagnostischen und therapeutischen Vorgehen erarbeitet (Thompson et al, 1992). Diese zunehmend Verbreitung findenden Kriterien wurden 1998 revidiert (Thompson et al, 1999).

Danach sollen für die "Diagnose" Obstipation wenigstens zwei der folgenden Symptome für mindestens drei Monate innerhalb des vergangenen Jahres vorliegen:

- heftiges Pressen bei wenigstens einem Viertel der Defäkationen
- knollige oder harte Stühle bei wenigstens einem Viertel der Defäkationen
- Gefühl der inkompletten Entleerung bei wenigstens einem Viertel der Defäkationen
- Gefühl der analen Blockierung bei wenigstens einem Viertel der Defäkationen
- manuelle Manöver zur Stuhlentleerung bei wenigstens einem Viertel der Defäkationen
- zwei oder weniger Entleerungen pro Woche

1.3.2. Pathogenese

Zur Obstipation führende Pathomechanismen finden sich auf verschiedenen Ebenen, z.B. bei der Lebensweise, der Kolonmotilität, extrinsischer Einflüsse auf die Darmmotilität (Nerven, Medikamente) sowie beim Ablauf der Defäkation (Abb. 1.2).

Da mehrere gleichzeitig vorkommen und sich auch gegenseitig bedingen können, ist die Festlegung der Relevanz eines einzelnen Befundes für die Symptomatik bisweilen schwierig. Der Unterscheidung in organische und funktionelle Formen der chronischen Obstipation kommt wenig praktische Bedeutung zu.

1.4. Allgemeine Lebensweise

Häufig werden sitzende Tätigkeit und Bewegungsmangel als (Mit-)Ursachen der Darmträgheit angesehen. Beim nicht Obstipierten kann körperliche Bewegung einen Stuhlreiz auslösen. Ambulante chronisch Obstipierte sind jedoch nicht weniger körperlich aktiv als Gesunde (Klauser et al, 1992). Empfehlungen an Obstipierte, sich mehr zu bewegen, sind daher weder logisch noch in ihrer Wirksamkeit belegt.

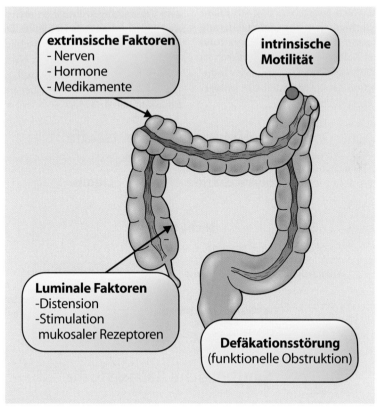

Abb. 1.2: Die vier wesentlichen Einflusswege auf die Kolonpassage.

1.5. Ballaststoffe

Eine ganz zentrale Rolle in der Physiologie des Kolons und bei der Therapie der chronischen Obstipation nehmen die sogenannten Ballaststoffe ein, die daher im Folgenden gründlich besprochen werden sollen.

1.5.1. Historisches

Dass die Ballaststoffzufuhr beim Gesunden eine wichtige Determinante der Kolonfunktion ist, war schon Hippokrates und dem im 13. Jahrhundert tätigen persischen Arzt Hakim bekannt. Der Versuch, Obstipierte mit Ballaststoffen zu behandeln, datiert aus den dreißiger Jahren, die Hypothese, dass die sogenannten Zivilisationskrankheiten durch den Rückgang des Ballaststoffverzehrs in den letzten hundert Jahren bedingt seien, aus den fünfziger Jahren (Burkitt 1986). Der Ballaststoffverzehr schwankte in der früheren Geschichte der Menschheit allerdings wesentlich stärker als im letzten Jahrhundert: Während Homo habilis als Sammler vor 2 Millionen Jahren mit ca. 90 % einen ähnlich großen Anteil seiner Nahrung aus Pflanzen deckte wie die Menschen nach der Etablierung des Ackerbaus, nahm Homo sapiens als Jäger rund die Hälfte seiner Kalorien in Form von Fleisch zu sich (Eaton 1990). (Die Nahrung nach der industriellen Revolution hat einen Anteil von immerhin ca. 80 % Vegetabilien.)

1.5.2. Was sind Ballaststoffe?

Unter dem Begriff versteht man höhermolekulare Nahrungsbestandteile, die durch die darmeigenen Enzyme nicht spaltbar sind. Sonderlich befriedigend ist diese Begriffsbestimmung nicht, da sie weder chemisch einheitliche, noch in ihrem Metabolismus und ihren Spaltprodukten gleiche, noch in ihrer biologischen Wirkung vergleichbare Substanzen zusammenfasst. Immerhin führen sie beim Gesunden alle - zumindest in der natürlicherweise vorkommenden Mischung - zu einer mehr oder weniger ausgeprägten Erhöhung des Stuhlvolumens (Stephen et al 1979).

Ballaststoffe setzen sich aus strukturierten pflanzlichen Zellwandbestandteilen, nicht strukturierten pflanzlichen Polysacchariden und anderen Nicht-Stärke- ("non-starch-") Polysacchariden pflanzlichen, tierischen oder synthetischen Ursprungs zusammen (Abb. 1.3) (Englyst & Cummings 1990). Chemisch einfache Ballaststoffe wie die Zellulose bestehen ausschließlich aus Kohlenhydratmolekülen. Sie sind verzweigt oder unverzweigt. Komplexere Verbindungen enthalten auch andere Grundmoleküle und andere Elemente. Die natürlichen Ballaststoffe enthalten fast ausschließlich mehrere Komponenten. Auch können Nicht-Ballaststoffe physikalisch in dem Ballaststoff gebunden sein (z.B. Proteine als Zellinhalt bei nicht zerstörten Pflanzenfasern).

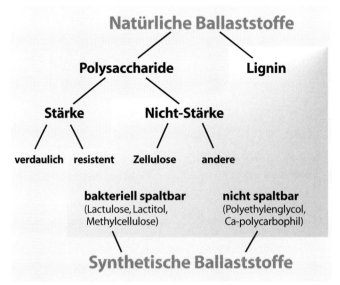

Abb. 1.3: Klassifikation der Ballaststoffe (gelbe Fläche). Sie sind aufgrund ihrer Nichtverdaubarkeit im menschlichen Dünndarm definiert, nicht aufgrund ihrer chemischen Struktur.

Eine weitere Unschärfe kommt in die Definition der Ballaststoffe durch die sogenannte resistente Stärke, d.h. Stärke, die nicht im Dünndarm gespalten werden kann (Abb. 1.3). Man unterscheidet drei Typen:

- 1. aus physikalischen Gründen nicht verdaubare Stärke, z.B. in ungemahlenen Körnern
- 2. kristalline Stärke, z.B. in Bananen und Kartoffeln, die durch Kochen verdaulich wird
- 3. "retrogradierte" Stärke, die beim Abkühlen nach dem Kochen kristallisiert

Resistente Stärke verhält sich im Kolon vermutlich wie Nicht-Stärke-Polysaccharide.

Im Dünndarm nicht spaltbare Disaccharide, z.B. Lactose bei Lactasemangel oder Lactulose, wirken wie bakteriell sehr leicht spaltbare Ballaststoffe.

1.5.3. Metabolismus und Wirkung auf die Kolonfunktion

Ballaststoffe werden definitionsgemäß im Dünndarm nicht gespalten, wohl aber u.U. im Kolon, und zwar durch die Kolonflora. Manche Ballaststoffe, z.B. die stark ligninhaltige Weizenkleie, werden auch bakteriell nur wenig metabolisiert. Grundsätzlich korreliert die Löslichkeit eines Ballaststoffs mit dem Maß seiner Spaltbarkeit (Stephen et al 1979). Endprodukte der Spaltung der Kohlehydratkomponenten sind die kurzkettigen Fettsäuren Acetat, Propionat und Butyrat sowie Lactat (gemeinsam als kurzkettige Karbonsäuren bezeichnet) und geruchlose Gase wie Wasserstoff und Methan. Komplexere Ballaststoffe führen auch zu anderen Endprodukten. Den mehr oder weniger gespaltenen Ballaststoffen stehen nun vier Wege offen:

- 1. Entleerung aus dem Darm als Faeces. Dies betrifft natürlich vorwiegend die nicht gespaltenen Komponenten. Durch ihr Wasserbindungsvermögen erhöhen sie das Stuhlvolumen. Aber auch die Spaltprodukte haben osmotische laxierende Effekte, solange sie im Kolon bleiben und noch nicht resorbiert wurden.
- 2. Utilisation durch die Kolonflora. Die Bakterien spalten die Ballaststoffe, um sich Nahrung zu verschaffen. Die Bakterienmasse (und damit auch das Stuhlvolumen) nimmt daher zu. Wenn die Bakterien wenig Nahrung erhalten (z.B.

"Kosmonautenkost"), so sterben sie teilweise ab, die überlebenden aber fressen die abgestorbenen gleichsam kannibalisch. Die Stuhlmenge reduziert sich daher.

- 3. Utilisation durch die Kolonozyten. Die kurzkettigen Karbonsäuren, vorwiegend Butyrat, dienen dem Epithel des Kolons als Energiequelle. Ein Mangel, der z.B. bei Ausschaltung eines Kolonsegments aus der Nahrungspassage auftreten kann, führt zur sog. Exclusionscolitis.
- 4. Systemische Resorption bzw. Diffusion ins Blut. Flüchtige Gase wie Wasserstoff werden abgeatmet. Dies macht man sich beim H_2-Atemtest z.B. nach Gabe von Lactose zur Diagnose einer Malabsorption zunutze. Die kurzkettigen Karbonsäuren tragen nach Resorption zur Energiebilanz des Organismus bei. Vegetarier können bis zu 15 % ihres Energiebedarfs über diesen Weg decken. Propionat hemmt die Cholesterinsynthese in der Leber.

Ballaststoffe, die bakteriell schlecht spaltbar sind, haben in vitro, also vor dem Verzehr, eine viel geringere Wasserbindungsfähigkeit als solche mit guter Spaltbarkeit. Paradoxerweise erhöhen sie jedoch das Stuhlgewicht viel stärker, da ihre Wasserbindungsfähigkeit weitgehend erhalten bleibt, während die bakteriell gut spaltbaren Ballaststoffe ihre Wasserbindungsfähigkeit weitgehend einbüßen (Abb. 1.4).

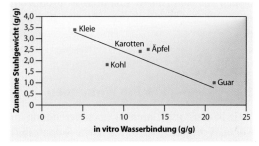

Abb. 1.4: Beziehung zwischen Wasserbindungsfähigkeit in vitro und Zunahme des Stuhlgewichts verschiedener Ballaststoffe. Man würde eine positive Beziehung erwarten. Die tatsächlich bestehende negative Beziehung kommt dadurch zustande, dass die in vitro viel Wasser bindenden Substanzen wie Guar oder Pektin durch die Kolonflora weitgehend gespalten werden und dadurch ihre Wasserbindungsfähigkeit verlieren. Schlecht spaltbare Ballaststoffe wie die Weizenkleie dagegen behalten ihr Wasserbindungsvermögen bei (Daten aus Stephen & Cummings, 1979).

Noch komplizierter wird der Sachverhalt dadurch, dass die Zeit, die für die bakterielle Ballaststoffspaltung zur Verfügung steht (Kolontransitzeit) und damit das Ausmaß der Spaltung, nicht konstant ist. Bei sehr langsamem Transit geht durch kompletten Metabolismus die laxierende Wirkung gut spaltbarer Substanzen völlig verloren. Deshalb wirkt z.B. Lactulose bei schwerer Obstipation schlecht.

Weiterhin spalten nicht alle Bakterienarten die verschiedenen Ballaststoffe in gleicher Weise und gleich gut. Die Verabreichung eines definierten Ballaststoffs führt im Verlauf einiger Tage zu einer relativen Änderung der Darmflora (Daly et al, 1993). Daher bedarf es einiger Zeit, bis der dauerhafte Effekt einer Ballaststoffgabe auf die Kolonfunktion erkennbar wird.

Ballaststoffe erhöhen das Stuhlgewicht in unterschiedlichem Ausmaß und verkürzen die Kolontransitzeit. Bei gleicher Ballaststoffzufuhr haben Obstipierte im Mittel niedrigere Stuhlgewichte und längere Transitzeiten als Kontrollen (Müller-Lissner, 1988). Auch nehmen obstipierte Patienten im Mittel nicht weniger Ballaststoffe zu sich als Kontrollen (Klauser et al, 1992). Ein Teil derer, die wenig zu sich nehmen, lässt sich durch Ernährungsumstellung "heilen". Andere vertragen alle Arten von Ballaststoffen schlecht und meiden sie deshalb. (Das Aufgetriebensein nimmt zu, Stuhlfrequenz und -volumen aber nicht.) Von den Patienten mit langsamem Kolontransit profitieren ca. ein Fünftel von Ballaststoffen, von Patienten mit Defäkationsstörung ca. ein Drittel, von denen ohne objektiv nachweisbare Ursache der Obstipation hingegen etwa 80 % (Voderholzer et al, 1997).

1.5.4. Unerwünschte Wirkungen

Viele Ballaststoffe führen zu einer Gasbildung im Kolon. Vor allem bei verzögertem Kolontransit leiden die Patienten ohnehin unter einem aufgetriebenen Bauch. Diese Beschwerden können sich erheblich verschlechtern, ohne dass die Kolontransitzeit wesentlich abnimmt (Francis & Whorwell 1994).

Bei bettlägerigen Patienten mit langsamem Transit wird unter Weizenkleie bisweilen eine Stuhlimpaktion durch zusammengeklumpte Ballaststoffreste beobachtet. Dies ist einer der Gründe für den Glauben, Kleie müsse mit viel Flüssigkeit einge-

nommen werden, der aber der rationalen Grundlage entbehrt. Der Gastrointestinaltrakt sezerniert ca. 7 l pro Tag, so dass 200 ml mehr oder weniger für den Effekt der Kleie keine Rolle spielen. Dies wurde auch experimentell bestätigt (Ziegenhagen et al 1991). Bei langer Verweildauer der nicht spaltbaren Ballaststoffe extrahiert das Kolon einfach immer mehr Wasser, was schließlich zur Impaktion führt. Bettlägerige Patienten sollten daher nicht mit solchen Ballaststoffen, sondern mit geeigneten Laxantien behandelt werden.

1.5.5. Weitere Ernährungsfaktoren

Einer großen Zahl von Meinungen und Ratschlägen steht wenig gesichertes Wissen gegenüber. Tee begünstigt möglicherweise eine Obstipation (Hojgaard et al 1981). Kaffee induziert bei Individuen, die angeben, durch Kaffee Stuhldrang zu bekommen, rektale Kontraktionen (Brown et al, 1990). Daten zur "Verdauungszigarette" liegen nicht vor, wobei eine Wirkung von Nikotin auf das autonome Nervensystem nicht überraschen würde. Die offenbar vorwiegend im deutschen Sprachraum verbreitete Meinung, Schokolade sei obstipierend, gilt nur für ca. die Hälfte der Patienten nach deren Eigenbeobachtung (Müller-Lissner, unveröffentlicht).

1.6. Verzögerter Kolontransit

Der Kolontransit hängt von vielen teils bekannten, teils unbekannten Faktoren ab, von denen die Ballaststoffzufuhr nur einer - wenn auch ein sehr wichtiger - ist. Bei einem Teil der Obstipierten lässt sich ein trotz hoher Ballaststoffzufuhr verzögerter Transit nachweisen (Preston & Lennard-Jones 1986). In spezialisierten Zentren betrifft dies rund die Hälfte der Patienten, die Häufigkeit in der Allgemeinpraxis ist unbekannt, dürfte aber um einiges niedriger liegen. Diese Patienten haben weniger häufig Kontraktionswellen im Kolon, die den Darminhalt in Richtung Anus transportieren ("mass movements") (Bassotti et al, 1988) und sprechen auch auf das am Kolon sehr stark wirkende Prokinetikum Bisacodyl nur vermindert an (Kamm et al, 1988). In manchen Fällen liegt möglicherweise eine Abnormität der intramuralen Nervenplexus zugrunde (Krishnamuthy et al, 1987; Klück et al, 1985), in anderen liegt eine endokrine oder neurologische Erkrankung vor oder es handelt sich um eine unerwünschte Arzneimittelwirkung (Tab. 1.1 und 1.2) (Kruis 1989). In den meisten Fällen ist die Ursache unklar.

- Hypophysenvorderlappeninsuffizienz
- Hypothyreose
- Hyperparathyroidismus
- Phäochromozytom
- Schwangerschaft
- Zweite Zyklushälfte

Tab. 1.1: Mögliche endokrine Ursachen der Obstipation.

Obstipierendes Medikament	Maßnahme*
Antihypertensiva (Kalziumantagonisten, Clonidin)	Änderung des Wirkprinzips (z.B. ACE-Hemmer, β-Blocker)
Antidepressiva (tri- und tetrazyklische)	Serotoninwiederaufnahmehemmer (SSRI)
Antazida (Kalzium- und Aluminium-haltig), Indikation Refluxkrankheit der Speiseröhre	Säuresekretionshemmer
Eisenpräparate	i.m./i.v.-Applikation oder Laxantien
Antazida (Kalzium- und Aluminium-haltig), Indikation Phosphatbindung bei Dialysepatienten	Laxantien
Antiepileptika	Laxantien
Opiate, Codein	Laxantien
Parkinsonmittel (anticholinerg oder dopaminerg)	Laxantien

Tab. 1.2: Medikamente, die häufig eine Obstipation verursachen.
* Bei manchen Medikamenten ist ein Präparatewechsel sinnvoll, bei anderen nur die zusätzliche Gabe eines Abführmittels. Natürlich ist zunächst zu prüfen, ob das Medikament abgesetzt oder die Dosis reduziert werden kann. Eine obstipierende Wirkung von nicht opiathaltigen Analgetika und von Diuretika ist nicht belegt.

Die Bedeutung hormoneller Ursachen wird gemeinhin überschätzt (Kruis 1989). Rund die Hälfte der prämenopausalen Frauen berichtet über selteneren Stuhlgang in der zweiten Zyklushälfte, die objektive Transitverzögerung ist jedoch gering (Kamm et al, 1989). Die häufigste hormonelle Ursache der Obstipation dürfte die Schwangerschaft sein.

Von den neurologischen Ursachen sind der M. Parkinson und Querschnittslähmungen besonders erwähnenswert. Der M. Parkinson geht sowohl mit einer Transitverzögerung als auch einer Defäkationsstörung durch gestörte Relaxation des Sphinkters einher (Edwards et al, 1994), zusätzlich bremsen die dopaminergen und anticholinergen Parkinsonmedikamente den Darmtransit. Die Bedeutung der viszeralen Neuropathie beim Diabetes mellitus zeigt sich in einer Verdoppelung der Häufigkeit der Obstipation bei Diabetikern mit vs. ohne Neuropathie (Maxton & Whorwell, 1991). Ursächlich liegt dem ein Verlust der nahrungsinduzierten sigmoidalen Motilität ("gastrokolischer Reflex") zugrunde (Battle et al, 1980). Auch nach Querschnittslähmung bleibt dieser "Reflex" aus, da er über die Nn. splanchnici pelvini geleitet wird (Aaronson et al, 1985). Allerdings besteht hier durch die Schädigung des ersten Motoneurons eine zusätzliche Entleerungsstörung durch Spastik des äußeren Sphinkters.

Der Transit in höheren Kolonabschnitten kann auch durch eine gestörte Defäkation verzögert werden (Klauser et al, 1990). Fraglich ist freilich, ob dies eine dauerhafte Transitstörung verursachen kann, z.B. bei der nach Hysterektomie bisweilen neu auftretenden Obstipation (Roe et al, 1988).

Idiopathisches Megakolon und Megarektum

Bei einer kleinen Untergruppe der Patienten lässt sich eine Dilatation des Kolons, des Rektums oder beider darstellen, die nicht durch eine fassbare Obstruktion verursacht sind. Als Grenzweite gelten 6,5 cm, jedoch sind beim Megakolon und Megarektum Durchmesser um oder über 10 cm die Regel (Gattuso & Kamm, 1997). Die Muscularis propria ist erstaunlicherweise verdickt (Gattuso et al, 1997).

1.7. Funktionelle Obstruktion des Anorektums

Neoplastische und entzündliche Prozesse im Kolon und Rektum können zur mechanischen Obstruktion des Darmlumens führen. Daneben gibt es Störungen, die zu einer funktionellen Obstruktion des Defäkationsweges und damit zur Obstipation führen (Abb. 1.5, Tab. 1.3). Sie können nur mit funktionellen Untersuchungsmethoden erkannt werden (funktionelle proktologische Untersuchung, Defäkographie), nicht aber mit den traditionellen morphologisch orientierten Verfahren (Koloskopie, Kolonkontrasteinlauf).

Anorektale Obstruktion

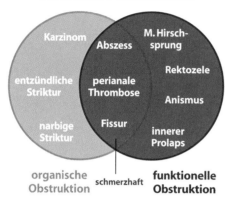

Abb. 1.5: Eine Obstruktion des Anorektums kann strukturelle oder funktionelle Ursachen haben. Strukturelle Erkrankungen, die Schmerzen verursachen, rufen reflektorisch eine Sphinkterkontraktion und dadurch eine funktionelle Obstruktion hervor.

Betroffene Struktur	Störung	pathophysiologischer Mechanismus
innerer Sphinkter	M. Hirschsprung	keine Relaxation
äußerer Sphinkter	Anismus	paradoxe Kontraktion
Rektumwand, zirkulär	Intussuszeption	luminale Obstruktion
Rektumwand, meist vorn	Rektozele	Druckverschwendung
Beckenboden	Beckenbodensenkung	Druckverschwendung

Tab. 1.3: Mechanismen und Ursachen der funktionellen anorektalen Obstruktion.

1.7.1. Innerer Rektumprolaps

Beim Einsatz der Bauchpresse zur Defäkation kann es bei mangelhafter Fixierung des Rektums zum teilweisen Prolaps des Rektums ins Rektumlumen kommen. Dieser innere Prolaps kann zu einer Verlegung des Defäkationsweges führen (Invagination, Intussuszeption) (Abb. 1.6) (Bartolo et al, 1985). Bei einem Teil der Patienten besteht das Prolabat vorwiegend oder fast ausschließlich aus Rektumvorderwand. Das invaginierte Darmsegment kann eine Rektumfüllung simulieren, so dass der Patient Stuhldrang verspürt und zu defäzieren versucht. Da dieser Versuch erfolglos ist, vermittelt er das Gefühl der Obstipation. Die mechanische Schädigung der invaginierten Darmwand wird als Ursache des solitären Rektumulkus (s.u.) betrachtet. Manometrische Untersuchungen zeigten eine erhöhte basale rektale Motilität, jedoch eine fehlende Zunahme postprandial (Brown et al, 1999), was sowohl Folge als auch Ursache des Prolapses sein könnte. Jedenfalls könnte es zur Erklärung der oft unbefriedigenden Operationsergebnisse beitragen.

Die dauernde Traumatisierung durch den Prolaps verursacht Veränderungen der Darmwand, die bis zum Ulkus führen können, aber nicht müssen. Charakteristisch ist eine Verdickung der Rektumwand, vor allem der inneren zirkulären Muscularis propria. Die beiden Muskelschichten können separiert, nodulär verdickt sein und in Bündeln verlaufen. Z.T. strahlt Muskulatur zwischen die u.U. zystisch erweiterten Drüsenschläuche ein (Kang et al, 1996). Der innere Prolaps gilt als die häufigste Ursache chronischer rektaler Ulzerationen (Levine 1987).

1.7.2. Rektozele und Beckenbodensenkung

Bei Frauen findet sich häufig eine vordere Rektozele. Größere Zelen leisten einerseits einem Prolaps der Rektumvorderwand Vorschub. Andererseits können sie die Defäkation dadurch stören, dass der beim Pressen aufgewandte Druck vollständig zur Dehnung der Rektozele nach außen verbraucht wird und nicht der Aufweitung des Analkanals und der Stuhlaustreibung zugute kommt (Abb. 1.6). Ein Teil des Rektuminhalts bleibt in der Zele.

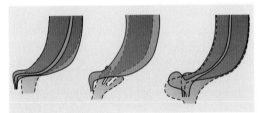

Abb. 1.6: Schematische Darstellung der rektalen Formveränderungen beim Pressen im Normalfall (links), bei Intussuszeption (Mitte) und Rektozele (rechts). Rosa: Ausgangszustand, gelb: unter Pressen während der Entleerung, orange: nach maximal möglicher Entleerung des Rektuminhalts.

Auch die abnorme Dehnbarkeit des Beckenbodens verschwendet abdominellen Pressdruck (Abb. 1.7). Ursachen sind Geburtstraumen und chronisches Pressen. Ein Dehnungsschaden des N. pudendus kann zusätzlich eine Stuhlinkontinenz bedingen (Bartolo et al, 1986).

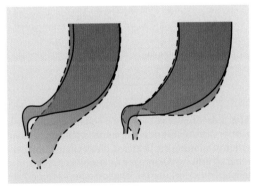

Abb. 1.7: Schematische Darstellung der rektalen Formveränderungen beim Pressen bei Beckenbodensenkung (links) und paradoxer Sphinkterkontraktion (rechts). Rosa: Ausgangszustand; gelb: während Entleerung des Rektuminhalts. Bei Beckenbodensenkung wird der abdominelle Druck teilweise zur Dehnung des Beckenbodens verbraucht und kommt nicht der Stuhlentleerung zugute.

1.7.3. Störungen der Sphinkterfunktion

Wenn die Defäkation durch die Bauchpresse unterstützt werden soll, muss der Patient die Bauchmuskulatur kontrahieren, die Beckenbodenmuskeln aber relaxiert halten. Manche Patient(inne)n kontrahieren aber beim Betätigen der Bauchpresse auch den äußeren Sphinkter und blockieren dadurch den Defäkationsweg (Anismus)

(Abb. 1.7) (Preston & Lennard-Jones, 1985). Es handelt sich somit um den falschen Gebrauch eines gesunden Muskels. Wann oder wodurch dieser fehlerhafte Gebrauch erlernt wird, ist unklar. Der Anismus ist öfters mit einem langsamen Kolontransit kombiniert. Ein Problem dieser Störung liegt darin, dass es keinen positiven Beweis (keinen "Goldstandard") für die Diagnose gibt. Zwar kann die paradoxe Kontraktion des Sphinkter externus auf verschiedene Weise demonstriert werden. Immer kann es sich aber um ein Artefakt handeln, weil der Patient sich im Untersuchungslabor nicht so entspannt verhält wie auf der häuslichen Toilette. Dies wird dadurch unterstrichen, dass sich manometrisch auch bei einem Teil der Patienten mit Inkontinenz und bei Gesunden eine paradoxe Kontraktion findet (Voderholzer et al, 1997). Die Störung wird in manchen Zentren selten diagnostiziert, in anderen macht sie ein Drittel der Obstipierten aus (Glia et al, 1998). Die Verwendung einer ambulanten Druckmesseinheit senkte die Häufigkeit der Diagnose Anismus um 80 % (Duthie & Bartolo, 1992)! Es ist daher sicher falsch, aufgrund einer paradoxen Sphinkterkontraktion in einem einzigen Verfahren und ohne wiederholte Aufklärung über "korrektes Pressen" die Diagnose Anismus zu stellen.

Auf die (unwillkürliche) Spastik des äußeren Sphinkters bei M. Parkinson und Schädigung des ersten Motoneurons z.B. bei Querschnittsläsionen wurde bereits hingewiesen.

Das aganglionäre Segment des Kolons ist ein zwar seltenes, aber recht bekanntes pädiatrisches Krankheitsbild (M. Hirschsprung). Durch das Fehlen der intramuralen Ganglien erschlafft das Kolon nicht und hemmt dadurch die Stuhlpassage aus den höheren Kolonabschnitten. Der Defekt manifestiert sich in aller Regel früh in der Kindheit. Das befallene Segment kann aber so kurz sein, dass es nur das untere Rektum mit dem inneren Analsphinkter betrifft und daher in der konventionellen Röntgenuntersuchung des Kolons nicht erkannt werden kann. Da die Funktionsstörung nicht so massiv ist wie beim Befall eines längeren Segmentes, wird die Diagnose u.U. erst spät gestellt (Hamdy & Scobie, 1984).

1.7.4. Weitere Störungen des Rektums

Sowohl die Auslösung des rektoanalen Inhibitionsreflexes als auch die subjektive Wahrnehmung der Rektumfüllung sind Voraussetzungen für eine ungestörte Defäkation. Entsprechend leistet eine Hyposensibilität des Rektums auf Dehnungsreize einen Beitrag zur Obstipation (De Medici et al, 1989). Dies verschlechtert die Situation beim langsamen Transit, der ja durch die längere Verweildauer zu kleineren Stuhlvolumina härterer Konsistenz führt. Solche Schafskotstühle sind ohnehin schwieriger zu entleeren (Bannister et al, 1987).

Die Rektopexie beseitigt zwar zuverlässig den inneren und äußeren Rektumprolaps, ist aber ihrerseits mit schlechten Ergebnissen bzgl. der Stuhlentleerung behaftet (Kuijpers 1992), indem rund die Hälfte der Patienten postoperativ über eine Defäkationsstörung klagt (Mann & Hoffman 1992). Ursächlich könnten Motilitätsstörungen zugrunde liegen (Brown et al, 1999). Näher liegend scheint aber eine operativ herbeigeführte Unfähigkeit des Rektums, sich wie gewohnt im Zuge der Entleerung einfalten zu können.

1.8. Stuhlimpaktion

Wegen ihrer Häufigkeit insbesondere im pflegebedürftigen geriatrischen Krankengut verdient die Stuhlimpaktion (Koprostase) des Rektums besondere Erwähnung. Vor allem bei immobilen Patienten können sich aus größeren Stuhlmengen feste Klumpen bzw. "Steine" im unteren Kolon bilden (Abb. 1.8) (Brocklehurst 1994). Die Obstruktion des Darmlumens kann bis zum mechanischen Ileus führen, der eine chirurgische Intervention nötig macht. Im weiteren kann es aus sterkoralen Ulzera der Rektumschleimhaut nennenswert bluten. Da an den Kotsteinen vorbei breiiger oder flüssiger Stuhl passieren kann ("paradoxe Diarrhoe"), wird dann oft eine Diarrhoe vermutet. Das Rektum kann durch die Kotsteine auch soweit gedehnt werden, dass der rektoanale Inhibitionsreflex ausgelöst wird und der innere Analsphinkter dauerhaft relaxiert bleibt (Read 1986). Die Folge ist eine Stuhlinkontinenz. Deren Ursache wird häufig über längere Zeit nicht erkannt, obwohl eine rektale Austastung des Enddarms eine sichere und einfache Diagnosestellung ermöglicht.

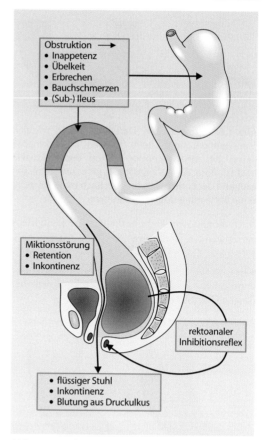

Abb. 1.8: Stuhlimpaktion. Ihre Folgen beruhen teils auf der Obstruktion des Darmlumens, teils auf der dauernden Dehnung des Rektums, die zu einer permanenten Erschlaffung des inneren Analsphinkters führt, und teils auf druckinduzierter Schleimhautschädigung des Rektums und Entleerungsstörungen der Harnblase.

1.9. Psyche

Die Studien, die psychische Parameter bei Obstipierten untersuchten, kommen trotz Verwendung unterschiedlicher Skalen zu bemerkenswert ähnlichen Ergebnissen (Chattat et al, 1997; Glia & Lindberg, 1997; Wald et al, 1992). Danach haben Obstipierte zwar insgesamt eine geringere Lebensqualität als Kontrollen, dies ist aber vornehmlich auf die Patienten mit normalem Transit und Verdacht auf eine Defäkationsstörung zurückzuführen. Entweder beeinträchtigen somit Defäkationsstörungen die Lebensqualität stärker, oder psychisch auffällige Patienten klagen häufiger über Missempfindungen bei der Defäkation. Im Gegensatz zum irritablen Darm liegen bei chronischer Obstipation keine Studien zur Psychotherapie vor, die zur Klärung dieser Frage beitragen könnten.

1.10. Literatur

Aaronson MJ, Freed MM, Burakoff R. Colonic myoelectric activity in persons with spinal cord injury. Dig Dis Sci 1985; 30: 295-300

Bannister JJ, Davison P, Timms JM, Gibbons C, Read NW. Effect of stool size and consistency on defaecation. Gut 1987, 28: 1246-1250

Bartolo DC, Roe Am, Virjee J, Mortensen NJ. Evacuation proctography in obstructed defaecation and rectal intussusception. Br J Surg 1985; 72: S111-S116

Bartolo DCC, Roe AM, Mortensen NJMcC. The relationship between perineal descent and denervation of the puborectalis in continent patients. Int J Colorect Dis 1986; 1: 91-95

Bassotti G, Gaburri M, Imbimbo BP, Rossi L, Farroni F, Pelli MA, Morelli A. Colonic mass movements in idiopathic chronic constipation. Gut 1988; 29: 1173-79

Battle WM, Snape WJ, Alavi A, Cohen S, Braunstein S. Colonic dysfunction in diabetes mellitus. Gastroenterology 1980; 79: 1271-21

Brocklehurst JC. Constipation in the elderly. In Kamm MA, Lennard-Jones JE (eds) Constipation, Wrightson's 1994, p. 375-80

Brown SR, Cann PA, Read NW. Effect of coffee on distal colonic function. Gut 1990; 31: 450-3

Brown AJ, Horgan AF, Anderson JH, McKee RF, Finlay EG. Colonic motility is abnormal before surgery for rectal prolaspe. Brit J Surg 1999; 86: 263-66

Burkitt DP. Foreword. In: Vahouny GV, Kritchevsky D (eds.) Dietary Fiber. Plenum Press, New York London 1986

Chattat R, Bazzocchi G, Balloni M. Conti E, Ercolani M, Zaccaroni S, Grilli T, Trombini G. Illness behaviour, affective disturbance and intestinal transit time in idiopathic constipation. J Psychosom Res 1997; 42: 95-100

Curless R, French J, Williams GV, James OF. Comparison of gastrointestinal symptoms in colorectal carcinoma patients and community controls with respect to age. Gut 1994; 35: 1267-70

Daly J, Tomlin J, Read NW. The effect of feeding xantham gum on colonic function in man: correlation with in vitro determinants of bacterial breakdown. Br J Nutr 1993, 69: 897-902

DeMedici A, Badiali D Corazziari E, Bausano G, Anzini F. Rectal sensitivity in chronic constipation. Dig Dis Sci 1989; 34: 747-53

Drossman DA, Sandler AS, McKee DC, Lovitz AJ. Bowel patterns among subjects not seeking health care. Gastroenterology 1982, 83: 529-34

Duthie GS, Bartolo DCC. Anismus; the cause of constipation? Results of investigation and treatment. World J Surg 1992; 16: 831-35

Eaton SB. Fibre intake in prehistoric times. In: Leeds AL (ed.) Dietary fibre perspectives 2. John Libbey, London Paris 1990, p. 27-40

Edwards LL, Quigley EMM, Harned RK, Hofman R, Pfeiffer RF. Characterisation of swallowing and defecation in Parkinson's disease. Am J Gastroenterol 1994, 89: 15-25

Englyst H, Cummings JH. Dietary fibre and starch: definition, classification, and measurement. In: Leeds AL (ed.) Dietary fibre perspectives 2. John Libbey, London Paris 1990, p. 3-26

Everhart JE, Go VLW, Johannes RS, Fitzsimmons SC, Roth HP, White LR. A longitudinal survey of self-reported bowel habits in the United States. Dig Dis Sci 1989; 34: 1153-62

Francis CY, Whorwell P. Bran and irritable bowel syndrome: time for reappraisal. Lancet 1994, 344: 39-40

Gattuso JM, Kamm MA, Talbot IC. Pathology of idiopathic megarectum and megacolon. Gut 1997; 41: 252-57

Gattuso JM, Kamm MA. Clinical features of idiopathic megarectum and idiopathic megacolon. Gut 1997; 41: 93-99

Glia A, Lindberg G. Quality of life in patients with different types of functional constipation. Scand J Gastroenterol 1997; 32: 1083-89

Glia A, Lindberg G, Nilsson LH, Mihocsa L, Akerlund JE. Constipation assessed on the basis of colorectal physiology. Scand J Gastroenterol 1998; 33: 1273-79

Hamdy MH, Scobie WG. Anorectal myectomy in adult Hirschsprung's disease: a report of six cases. Br J Surg 1984; 71: 611-13

Hojgaard L, Arffmann S, Jorgensen M, Krag E. Tea consumption: a cause of constipation? Br med J 1981, 282: 864

Kamm M, Lennard-Jones JE, Thompson DG, Sobnack R, Garvie NW, Granowska M. Dynamic scanning defines a colonic defect in severe idiopathic constipation. Gut 1988, 29: 1085-92

Kamm MA, Farthing MJG, Lennard-Jones JE. Bowel function and transit rate during the menstrual cycle. Gut 1989; 30: 605-08

Kang YS, Kamm MA, Engel AF, Talbot IC. Pathology of the rectal wall in solitary rectal ulcer syndrome and complete rectal prolapse. Gut 1996; 38: 587-90

Klauser AG, Peyerl C, Schindlbeck NE, Müller-Lissner SA: Nutrition and physical activity in chronic constipation. Eur J Gastroent Hepatol 1992, 4: 227-33

Klauser AG, Voderholzer W, Heinrich C, Schindlbeck NE, Müller-Lissner SA. Behavioral modification of colonic function. Can constipation be learned? Dig Dis Sci 1990: 35, 1271-75

Klück P, ten Kate FJW, Schouten WR, Bartels KCM, Tibboel D, van der Kamp AWM, Molenaar JC, van Blankenstein M. Efficacy of antibody NF2F11 staining in the investigation of severe long-standing constipation. Gastroenterology 1987: 93, 872-75

Koch A, Voderholzer WA, Klauser AG, Müller-Lissner SA. Symptoms in chronic constipation. Dis Colon Rectum 1997; 40: 902-6

Krishnamurthy S, Shuffler MD, Rohrmann CA, Pope CE. Severe idiopathic constipation is associated with a distinctive abnormality of the colonic myenteric plexus. Gastroenterology 1985, 88, 26-31

Kruis W. Obstipation als Begleitsymptom und als unerwünschte Arzneimittelwirkung. In: Müller-Lissner SA, Akkermans LMA (Hrsg) Chronische Obstipation und Stuhlinkontinenz. Springer, Berlin, Heidelberg, New York 1989, p. 201-14

Kuijpers HJC, Bleijenberg G, Morree H de. The spastic pelvic floor syndrome. Int J Colorect Dis 1986; 1: 44-48

Levine DS. "Solitary" rectal ulcer syndrome. Gastroenterology 1987; 92: 243-53

Mann CV, Hoffman C. Complete rectal prolapse: the anatomical and functional results of treatment by an extended abdominal rectopexy. Brit J Surg 1988; 75: 34-37

Maxton DG, Whorwell PJ. Functional bowel symptoms in diabetes - the role of autonomic neuropathy. Postgrad Med J 1991; 67: 991-93

Müller-Lissner SA. The effect of wheat bran on stool weight and gastrointestinal transit time. A meta-analysis. Br med J 1988, 296:615-17

Preston DM, JE Lennard-Jones. Anismus in chronic constipation. Dig Dis Sci 1985, 30: 413-18

Preston DM, JE Lennard-Jones: Severe chronic idiopathic constipation of young women: "idiopathic slow transit constipation". Gut 1986, 27: 41-48

Read NW, Abouzekry L. Why do patients with faecal impaction have faecal incontinence? Gut 1986; 27: 283-87

Roe AM, Bartolo DCC, Mortensen NJMc. Slow transit constipation. Comparison between patients with and without previous hysterectomy. Dig Dis Sci 1988; 33: 1159-63

Stephen AM, Cummings JH: Water-holding by dietary fibre in vitro and its relationship to faecal output in man. Gut 1979, 20: 722-729

Thompson WG, Creed F, Drossman DA, Heaton KW, Mazzacca G: Functional bowel disease and functional abdominal pain. Gastroenterology Intl 1992, 5: 75-91

Thompson WG, Longstreth GF, Drossman DA, Heaton KW, Irvine EJ, Müller-Lissner SA. Functional bowel disorders and funtional abdominal pain. Gut 1999; 45 (Suppl II): II43-II47

Voderholzer WA, Neuhaus DA, Klauser AG, Tzavella K, Müller-Lissner SA, Schindlbeck NE. Paradoxical sphincter contraction is rarely indicative of anismus. Gut 1997;41: 258-62

Voderholzer WA, Schatke W, Mühldorfer BE, Klauser AG, Birkner B, Müller-Lissner SA. Clinical response to dietary fiber treatment in chronic constipation. Am J Gastroenterol 1997, 92: 95-98

Wald A, Burgio K, Holeva K, Locher J. Psychological evaluation of patients with severe idiopathic constipation: which instrument to use. Am J Gastroenterol 1992; 78: 977-80

Ziegenhagen DJ, Tewinkel G, Kruis W, Herrmann F: Adding more fluid to wheat bran has no significant effects on intestinal functions in healthy subjects. J Clin Gastroenterol 1991, 13: 525-530

Symptomatik und diagnostisches Vorgehen bei Obstipation

2. Symptomatik und diagnostisches Vorgehen bei Obstipation

2.1. Anamnese

2.1.1. Definition

Obstipation beschreibt den subjektiven Eindruck, den Darminhalt nicht in adäquater Häufigkeit, nicht in ausreichender Menge oder nur unter Beschwerden ausscheiden zu können (Erckenbrecht 2000).

Die funktionelle Obstipation, das heißt eine nicht durch eine Organerkrankung, nicht durch eine metabolische Störung oder durch Medikamente bedingte Verstopfung wird anhand der Rom II Kriterien entsprechend Tab. 2.1 definiert.

Innerhalb der letzten 12 Monate während wenigstens 12 Wochen (die nicht zusammenhängen müssen) 2 oder mehr der folgenden Symptome:

- Pressen bei mehr als 25 % der Stuhlgänge
- Harter Stuhlgang bei mehr als 25 % der Stuhlgänge
- Gefühl der unvollständigen Entleerung bei mehr als 25 % der Stuhlgänge
- Gefühl der anorektalen Obstruktion bei mehr als 25 % der Stuhlgänge
- Manuelle Unterstützung um eine Defäkation zu ermöglichen bei mehr als 25 % der Stuhlgänge.
- Weniger als 3 Stuhlgänge pro Woche

Tab. 2.1: Funktionelle Obstipation - Definition (Rom II Gut 1999; 45: II45).

2.1.2. Symptome

Es wurde versucht, den beiden wichtigen pathophysiologischen Formen der Obstipation – Verstopfung bei langsamem Kolontransit und Obstipation bei funktioneller anorektaler Obstruktion - einzelne Symptome zuzuordnen (Tab. 2.2). Eine prospektive Überprüfung dieser Zuordnung von

Symptome bei Obstipation mit langsamem Kolontransit	Symptome bei Obstipation durch funktionelle anorektale Obstruktion
• Kein spontaner Stuhlgang	• Gefühl der unvollständigen Entleerung des Rektums
• Aufgetriebener Bauch	• Blockierungsgefühl beim Pressen
• Völlegefühl	• Heftiges Pressen trotz Stuhldranges und weichen Stuhles
• Lange Anamnese	• Manuelle transvaginale Kompression einer Rektozele zur Entleerung des Rektums notwendig
• Endokrine Erkankungen	• Notwendigkeit zur digitalen Ausräumung
• Neurologische Erkankungen	
• Obstipierende Medikamente	

Tab. 2.2: Symptome bei Obstipation mit langsamem Kolontransit und bei (nach Müller-Lissner. In: E.G. Hahn, J.F. Riemann (Hrsg): Klinische Gastroenterologie, Thieme Verlag 1996).

Pathophysiologie und Symptomatik ist allerdings bisher nicht erfolgt.

Wesentliche Aufgabe der Anamneseerhebung ist darüber hinaus die Identifikation von Risikofaktoren, die häufig mit dem Auftreten von Obstipation assoziiert sind. Dazu zählen Fragen nach der allgemeinen Lebensweise, zur Ernährung und dabei insbesondere zum Ballaststoffgehalt der Nahrung, zur Einnahme von Medikamenten sowie zum Vorliegen endokrinologischer, neurologischer und metabolischer Erkrankungen, die mit dem Auftreten von Obstipation assoziiert sind (siehe Kap. Pathophysiologie).

Zahlreiche, wenn nicht die meisten Patienten mit Obstipation klagen neben den Symptomen einer gestörten Defäkation zusätzlich über Symptome eines Reizdarmsyndroms, wobei neben der Obstipation abdominelle Schmerzen oder ein Aufgeblähtsein des Leibes beklagt wird. Eine strikte Trennung der beiden Krankheitsbilder Obstipation und Reizdarmsyndrom ist daher bei vielen Patienten nicht möglich.

Zahlreiche Patienten können retrospektiv - auch über kleinere Zeiträume gesehen - ihre Stuhlfrequenz nicht exakt angeben. Für einzelne Patienten kann es sich daher als hilfreich erweisen, die beklagten Symptome mit Hilfe eines Symptom- und Stuhltagebuches prospektiv zu dokumentieren. Es empfiehlt sich, ein solches Tagebuch über 4 Wochen führen zu lassen.

Parallel dazu sollten die Ernährungsgewohnheiten während des Untersuchungszeitraumes protokolliert werden. Auf diese Weise kann die Symptomschilderung sicherer bewertet und gegebenenfalls Therapieeffekte dokumentiert werden. Diese Tagebücher können auch dazu benutzt werden, falsche Vorstellungen der Patienten über Frequenz und Quantität eines "gesunden" Stuhlgangsverhaltens auszuräumen.

2.1.3. Welche Stuhlfrequenz ist normal?

Im allgemeinen wird eine Stuhlfrequenz von 1 pro Tag als normal angesehen.

Tatsächlich haben nur etwa ein Drittel der Bevölkerung eine derartige Stuhlfrequenz (Tab. 2.3). Auffallend ist, dass in der Allgemeinbevölkerung signifikant mehr Frauen als Männer niedrigere Stuhlfrequenzen und signifikant mehr Männer als

Frauen höhere Stuhlfrequenzen als 1 pro Tag haben.

	Männer (40-69 Jahre) n = 632	Frauen (40-69 Jahre) n = 424
0 – 2/Woche	0,6 %	3,5 %
> 2 – 6/Woche	13,7 %	28,2 %
1/Tag	38,0 %	35,9 %
> 1 – 2/Tag	39,8 %	27,5 %
> 2/Tag	8,2 %	5,2 %

Tab. 2.3: Stuhlfrequenzen in der Allgemeinbevölkerung (modifiziert nach Heaton et al 1992).

2.1.4. Prävalenz der Obstipation

Die Prävalenz der Obstipation liegt bei etwa 15 % bei Frauen und 5 % bei Männern. In einer großen amerikanischen Untersuchung bezeichneten sich 7,7 % der Männer und 20,1 % der Frauen als obstipiert. Auffallend ist, dass bei den meisten Personen nicht die Stuhlfrequenz die entscheidende Variable für die Frage ist, ob eine Obstipation vorliegt.

Weniger als 50 % der obstipierten Patienten haben Stuhlfrequenzen von 3 oder weniger pro Woche, entsprechend dem Kriterium 6 der Rome II-Klassifikation. Offensichtlich sind Veränderungen der Stuhlkonsistenz wichtiger als die Stuhlfrequenz für die Frage, ob sich Personen als obstipiert bezeichnen oder nicht (Tab. 2.4).

Patienten mit Obstipation n = 644 Alter (Jahre)	Stuhlfrequenz < 3/Woche	Stuhlkonsistenz (% der Patienten)
35-44	26	48
45-54	27	53
55-64	12	54
65-74	9	44
75-84	11	52

Tab. 2.4: Obstipation und Stuhlfrequenz bzw. Stuhlkonsistenz, modifiziert nach Everhart et al 1989.

2.1.5. Demographische Besonderheiten von Patienten mit Obstipation

Etwa 3mal so viele Frauen wie Männer erkranken an Obstipation. Die Häufigkeit der Erkrankung nimmt mit steigendem Lebensalter zu, wobei dieser Anstieg bei Männern etwa um das sechzigste Lebensjahr beginnt, während bei Frauen eine Zunahme der Obstipations-Prävalenz über alle Lebensdekaden zu verzeichnen ist (Abb. 2.1).

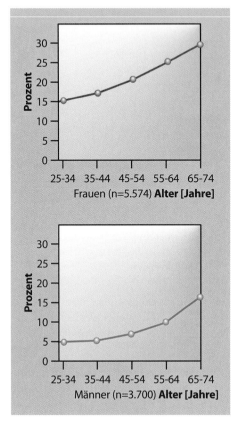

Abb. 2.1: Prävalenz der Obstipation in Abhängigkeit vom Lebensalter (modifiziert nach Everhart et al 1989).

Bei Personen mit hohem Einkommen liegt die Prävalenz der Obstipation um den Faktor 3 niedriger als bei Patienten mit niedrigem Einkommen (Sonnenberg 1997).

Dagegen zeigt das Körpergewicht keine eindeutige Assoziation zur Prävalenz der Obstipation (Everhart et al 1989); übergewichtige Personen sind nicht häufiger obstipiert als normalgewichtige. Schließlich ist auffallend, dass Personen, die in Städten leben, signifikant seltener unter Obstipation leiden, als Personen aus ländlicher Umgebung (Johanson 1999).

2.2. Diagnostik, Inspektion, digitale Untersuchung

Die körperliche Untersuchung von Patienten mit Obstipation muss immer auch eine Inspektion des Anus und die digitale Untersuchung des Schließmuskelapparates und des Rektums mit einschließen (Rühl et al 1993). Bei der digitalen Untersuchung sollte der Analkanal in Ruhe für 1 – 2 Finger durchgängig sein.

Die Rektumampulle ist in der Regel nahezu leer. Beim willkürlichen Zusammenkneifen des Schließmuskels sollte mit dem Finger eine Tonuserhöhung im Analkanal wahrnehmbar sein, wobei der Zug des M. puborectalis nach ventral meist gespürt werden kann. Beim Pressen wie zum Stuhlgang soll der Wulst des M. puborectalis spürbar verstreichen, während im Analkanal eine deutliche Tonusminderung auftreten sollte.

Ein tastbares inneres Vorfallen von Schleimhaut oder ein sichtbarer Prolaps sind auf jeden Fall pathologisch.

2.2.1. Endoskopische Untersuchungen

Die "funktionelle" Proktoskopie dient dem Nachweis von Analfissuren, eines inneren Prolapses (Intussuszeption) sowie dem Nachweis eines "solitären Rektumulkus" (Rühl et al 1993).

Analfissuren sind sehr schmerzhafte Einrisse des sensiblen Anoderms. Sie gehen mit sehr starken Schmerzen und einer reflektorischen Tonuserhöhung des Schließmuskelapparates einher. Schmerzen und reflektorische Kontraktion des Schließmuskels können eine Defäkation unmöglich machen und zu einer akuten Obstipation führen.

Die Bezeichnung "solitäres Rektumulkus" ist sehr unglücklich, da die proktoskopisch sichtbaren Veränderungen keineswegs immer solitär und/oder ulerös sind, sondern ebenso häufig multipel und unspezifisch entzündlich imponieren können. Die Läsionen sind meist zur Vorderwand des Rektums in einem Abstand von etwa 3 – 8 cm von der Linea dentata lokalisiert. Sie entstehen durch mechanische Mukosaalteration bei internem Prolaps.

2.2.2. Radiologische Untersuchungsmethoden

▶ Transitzeitmessung

Die oroanale Transitzeitmessung dient zur Objektivierung einer verlangsamten Stuhlpassage. Die gängigste Methode ist der modifizierte Hinton-Test.

Zu anderen Verfahren, wie der nuklearmedizinischen Transitzeitmessung liegen keine ausreichend evaluierten Daten vor.

Zur Bestimmung der oroanalen Transitzeit nehmen die Patienten von Tag 1 bis Tag 6 jeweils zur gleichen Uhrzeit 20 röntgendichte Pellets mit einer Kantenlänge von etwa 3 mm in einer Hartgelatinekapsel ein (Abb. 2.2).

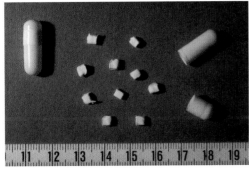

Abb. 2.2: Röntgendichte Pellets zur Bestimmung der Dickdarmtransitzeit.

Am 7. Tag wird zum Zeitpunkt der an den Vortagen üblichen Markereinnahme eine Abdomen-Übersichtsaufnahme vom Rippenbogen bis zum Os pubis gemacht. Auf der Übersichtsaufnahme werden 3 Linien gezogen, durch die das gesamte Kolon in rechtes und linkes Hemikolon sowie das Rektosigmoid unterteilt wird. Die Linien verlaufen vom Dornfortsatz des LWK 5 in der Mitte der Wirbelsäule nach kranial sowie am Innenrand des Os ileum beidseits nach kaudal. Anschließend werden im Abdomen verbliebene Marker auf der Aufnahme ausgezählt und ihre Zahl mit 1,2 (Anzahl der Gesamtstunden: 6 x 24 dividiert durch die Anzahl der insgesamt verabreichten Marker: 6 x 20) multipliziert, wodurch sich die intestinale Passagezeit in Stunden ergibt. Durch die Unterteilung der Aufnahme ist es möglich, getrennte Passagezeiten für einzelne Kolonabschnitte und die Gesamtpassagezeit anzugeben (Abb. 2.3). Entscheidend für die Aussagefähigkeit der Untersuchung ist, dass die

Patienten während der gesamten Untersuchungswoche keine Laxantien einnehmen und dass auch keine Einläufe oder andere Maßnahmen zur Induktion von Stuhlgang erfolgen.

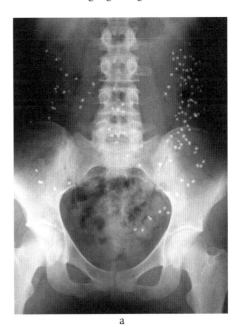

a

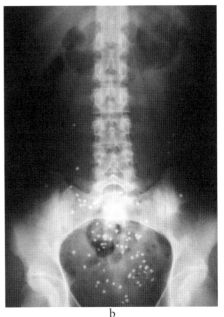

b

Abb. 2.3a+b: Dickdarmtransitzeitbestimmung bei einem Patienten mit Obstipation bei langsamem Dickdarmtransit (a) sowie bei einem Patienten mit Defäkationsstörung (b).

Die mittleren Werte für die Gesamtpassagezeit liegen zwischen 30 – 40 Stunden (Tab. 2.5). Eine oroanale Transitzeit (Dickdarmtransitzeit) von mehr als 60 h gilt als pathologisch.

Rechtes Hemiko- lon	Linkes Hemiko- lon	Rekto- sigmoid	Gesamt- passage- zeit
8- 15 h	10 – 20 h	10 – 20 h	30- 40 h

Tab. 2.5: Mittlere Normalwerte für die Messung der oroanalen Passagezeit.

Die Bestimmung der oroanalen Passagezeit gibt wegen der zeitlich nur gering ins Gewicht fallenden Passagezeit der Pellets durch Speiseröhre, Magen und Dünndarm ein Maß für die Transportfunktion des Kolons. Es erlaubt darüber hinaus diese Differenzierung der Obstipation in eine Form mit langsamem Dickdarmtransit und eine mit einer funktionellen anorektalen Obstruktion.

Beiden Formen der Obstipation liegen unterschiedliche Pathophysiologien zugrunde und es besteht die Hoffnung, dass eine Differenzierung auch differente Therapiemaßnahmen zur Folge hat.

▶ Defäkographie

Die Defäkographie ist eine dynamische Methode mit der funktionell-morphologische Veränderungen des Anorektums und des Beckenbodens bei der Defäkation dokumentiert werden können (Rühl et al 1993). Dazu werden nach einer spontanen Darmentleerung in Linksseitenlage bis zu 300 mg eines hochviskösen Kontrastmittels rektal über ein Darmrohr appliziert (zum Beispiel Mischung Micropaque® und Micropaque HD® im Verhältnis 2:1). Der Analkanal wird beim Rückzug des Darmrohres mit einer geringen Menge des Kontrastmittels markiert.

Anschließend soll sich der Patient so auf eine Plastiktoilette auf dem Fußteil eines Röntgenkipptisches setzten, dass Röntgenaufnahmen vom Rektum und Beckenboden im seitlichen Strahlengang möglich sind.

Es werden Einzelaufnahmen in Ruhe und bei maximaler Kontraktion des Beckenbodens gemacht. Anschließend wird mit einer automatischen Kamera und einer Bildfrequenz von 2 – 3 pro sec das Pressen bzw. die Stuhlentleerung dokumentiert, wobei 4 – 10 Aufnahmen ausreichen sollten.

Die Strahlenbelastung bei dieser Untersuchung ist nicht unerheblich. Die mittlere Strahlendosis beträgt bei einer Untersuchungszeit von etwa 10 min – 15 min für Frauen $4,9 \pm 1,6$ mSv ($x \pm SD$) und für Männer $0,6 \pm 0,2$ mSv ($x \pm SD$) (effektives Gesamtkörperdosisäquivalent). Die mittlere Gonadendosis beträgt für Frauen 15 ± 5 mSv ($x \pm SD$) für Männer weniger als $0,14$ mSv ($x \pm SD$) (Goei et al 1990).

Die wichtigsten pathologischen Befunde sind Rektozelen, ein innerer Mukosaprolaps (Intussuszeption) oder der Befund eines "Anismus" (Syndrom des spastischen Beckenbodens).

Als Rektozele wird eine Aussackung der Rektumwand von mindestens 1 cm Durchmesser definiert. Rektozelen werden in der Regel erst während des Defäkationsversuchs deutlich.

Es kann ein Teil des Kontrastmittels in eine Rektozele sequestiert und dort bis zum Abschluss der Defäkation festgehalten werden. Die Rektozele kann sich erst entleeren, wenn das Anorektum in die Ruhelage zurückgekehrt ist. Eine Aussackung der Rektumvorderwand während der Defäkation (vordere Rektozele) ist sehr viel häufiger als eine Aussackung der Rektumhinterwand (hintere Rektozele). Bei Frauen kann die Rektumvorderwand während der Defäkation in die Vagina prolabieren. Vordere Rektozelen sind daher bei Frauen eine häufige Erscheinung, deren klinische Relevanz umstritten ist (Abb. 2.4). In einer Untersuchung an 47 jungen, beschwerdefreien Normalpersonen wurden kleinere und größere Rektozelen bei 81 % der Frauen gefunden. Im dem gleichen Kollektiv hatten 13 % der Männer eine Rektozele (Goei et al 1989, Shorvon et al 1989).

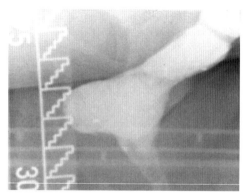

Abb. 2.4: Defäkographie bei einer Patientin mit vorderer Rektozele. Diese wird zum Ende der Defäkation noch Kontrastmittel retinieren (links = ventral).

Eine klinische Signifikanz einer Rektozele sollte erst dann angenommen werden, wenn die Rektozele eine Größe von mehr als 3 cm hat und zusätzlich typische Beschwerden bestehen: Das Gefühl einer unvollständigen Entleerung und mehrfaches Absetzen kleiner Stuhlmengen oder Stuhlschmieren nach der Defäkation. Solche Beschwerden könnten in seltenen Fällen bei Nachweis einer ausgeprägten Rektozele eine Operationsindikation darstellen. Viel häufiger sind Rektozelen jedoch harmlose Nebenbefunde ohne klinische Relevanz und ohne therapeutische Konsequenz.

Mukosaprolaps, Intussuszeption und äußerer Rektumprolaps bilden ein Spektrum von Störungen, die sich radiologisch in einer Änderung der Kontur der Rektumwand darstellen lassen und anderen Untersuchungsverfahren (Palpation, Proktoskopie) häufig schwerer zugänglich sind. Ein geringgradiger Vorfall von Mukosa insbesondere im unteren Anteil der Rektumwand kann während der Defäkation auch bei Gesunden vorkommen. Eine Doppelung der Schleimhautkontur mit einer Länge von mindestens 1 cm gilt als Intussuszeption. Sie kann zu einer Einengung bis hin zur Verlegung des Defäkationswegs führen und so neben einem Fremdkörpergefühl im kleinen Becken zur Obstipation führen (Abb. 2.5). Im Extremfall kann sich eine zirkuläre rektoanale Intussuszeption bis zum Rektumprolaps verstärken.

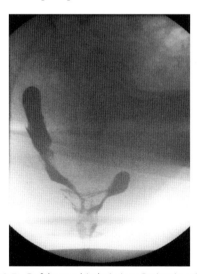

Abb. 2.5: Defäkographie bei einer Patientin mit Obstipation bei internem Schleimhautprolaps (Intussuszeption) und begleitender funktionell unbedeutender Rektozele (rechts = ventral).

Rektumprolaps und Intussuszeption stellen sich meist erst während des Defäkationsversuchs dar und hier auch erst gegen Ende der Entleerung, so dass während der Untersuchung auf eine möglichst vollständige Entleerung geachtet werden muss.

Beim spastischen Beckenboden (Anismus) bleibt die physiologische Relaxation der Beckenbodenmuskulatur bei der Defäkation aus. Stattdessen kommt es zu einer "paradoxen" Kontraktion des M. puborectalis und des M. sphincter ani externus, wenn die Patienten aufgefordert werden, wie zum Stuhlgang zu pressen.

Defäkographisch persistiert die Puborectalisimpression und wird bei Extremfällen sogar deutlicher. Die Zunahme des anorektalen Winkels bleibt aus und der Analkanal öffnet sich nicht. Durch dieses pathologische Defäkationsmuster kann ein Austreten von Kontrastmittel aus dem Rektum verhindert werden. Defäkographisch kann nur der Verdacht auf einen spastischen Beckenboden geäußert werden. Zur Sicherung der Diagnose sollten auch die digitale Untersuchung sowie die Manometrie einen mit der Diagnose zu vereinbarenden pathologischen Befund ergeben.

Dem Syndrom des spastischen Beckenbodens liegt ein fehlerhafter Gebrauch der intakten Beckenbodenmuskulatur zugrunde, weshalb diese Funktionsstörung als eine Verhaltensstörung verstanden werden muss, die durch ein entsprechendes Umlernen therapiert werden kann. Häufig handelt es sich allerdings um ein Epiphänomen als Reaktion der Patienten auf die unangenehme Untersuchungssituation.

2.2.3. Manometrie

Die anorektale Manometrie erlaubt die Beurteilung des Ruhedrucks im Analkanal sowie der Kraft der quergestreiften Beckenbodenmuskulatur bei willkürlicher Betätigung (Rühl et al 1993).

Der Ruhedruck im Analkanal reflektiert im wesentlichen die Funktion des glattmuskulären M. sphincter ani internus, der etwa 80 % des gesamten Ruhetonus erzeugt. Dabei zeigt der Ruhedruck physiologischerweise unterschiedlich ausgeprägte Tonusschwankungen. Es bestehen alters- und geschlechtsabhängige Druckwerte. Für die Perfusionsmanometrie liegen die Mittelwerte der Normalbefunde bei 40 bis 70 mmHg (Tab. 2.6). Eine scharfe Abgrenzung zwischen noch normalen Befunden und Werten, die regelmäßig mit einer gestörten Funktion des Schließmuskels einhergehen, ist nicht möglich.

Ruhedruck (M. sphinkter ani int)	40 – 70 mmHg
Max. Willkürdruck (M. sphinkter ani ext)	100 – 200 mmHg
Perzeptionsschwelle	10 – 30 ml
Defäkationsschwelle	50 – 90 ml
Schmerzschwelle	100 – 180 ml
Compliance	5 – 15 ml/mmHg
Rektoanaler Inhibitionsreflex	vorhanden
Sphinkterrelaxation beim Pressen	vorhanden

Tab. 2.6: Normwerte für Rektummanometrie.

Der M. sphincter ani externus ist als quergestreifter Muskel Teil der Beckenbodenmuskulatur. Seine Funktion kann durch das Ausmessen der Druckamplitude im Analkanal beim willkürlichen Zusammenkneifen des Beckenbodens quantifiziert werden. Die Kontraktionskraft des M. sphincter ani externus ist bei Frauen im Mittel geringer als bei Männern und nimmt mit dem Alter ab. Die mittlere Kontraktionsamplitude im Analkanal bei Willkürkontraktion wird je nach Geschlecht mit 100 bis 200 mm angegeben, wobei die altersspezifische Abnahme nicht berücksichtigt ist.

Wichtiger als absolute Druckwerte sind relative Drucke und die Beurteilung des reflektorischen Zusammenspiels der einzelnen Elemente des Sphinkterapparates. Dabei erfolgt im wesentlichen eine qualitative Beurteilung der Reflexantworten beim Versuch zu pressen sowie beim Dehnen eines intrarektal gelegenen Ballons. Dabei sollte eine reflektorische Relaxation des externen Analsphinkters zu beobachten sein. Eine fehlende Relaxation oder gar ein Anstieg des Drucks im Bereich der Beckenbodenmuskulatur beim Pressversuch kann als Hinweis auf ein Syndrom des spastischen Beckenbodens gewertet werden. Weitere pathologische Untersuchungsbefunde müssen die Diagnose letztlich unterstützen.

2.3. Praktische Diagnostik

Die praktische Diagnostik bei Patienten mit funktioneller Obstipation ist in der Abb. 2.6 zusammengefasst. Bei schwerer, chronischer funktioneller Obstipation, bei der eine probatorische Erhöhung der Ballaststoffmenge in der Ernährung um etwa 20 g auf 30 – 40 g pro Tag nicht zu einer Behebung der Beschwerden führt, sollte eine Dickdarmtransitzeitbestimmung durchgeführt werden. Diese dient der Unterscheidung in eine Obstipation mit langsamem Dickdarmtransit und eine Obstipation durch eine Defäkationsstörung.

Prinzipielles Therapieziel ist, bei Patienten mit einer Defäkationsstörung eine lokale Therapie anzustreben, während Patienten mit einer Motilitätsstörung des gesamten Dickdarms einer medikamentösen Behandlung, die die Motorik des Dickdarms stimuliert, bedürfen. Bei Patienten mit Hinweisen auf eine Defäkationsstörung sind eine Manometrie und gelegentlich auch eine Defäkographie zur weiteren Differenzierung der lokalen Form der Obstipation notwendig. Mögliche Befunde sind in Tab. 2.7 zusammengefasst.

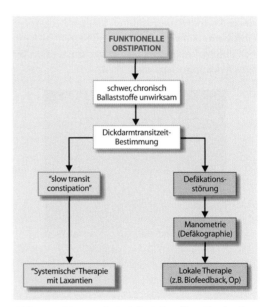

Abb. 2.6: Diagnostik bei funktioneller Obstipation. Langsamer Transit und Defäkationsstörung kommen aber auch gemeinsam vor.

Funktionsuntersu-chung	Befund	Diagnose	Therapie
Dickdarmtransitzeit-bestimmung	normal	Psychopathologisches Problem?	Ballaststoffe Psychotherapie
Dickdarmtransitzeit-bestimmung	verzögerte Markerpropulsion	Obstipation bei langsamem Kolontransit	motilitätsstimulierende Pharmaka, Macrogol
Dickdarmtransitzeit-bestimmung	gestörte Markerausscheidung		
- Manometrie	fehlende Sphinktererschlaffung bei Rektumdistension	M. Hirschsprung	Operation
	verminderte Rektumsensibilität	Sensibilitätsstörung z.B. Diabetes mellitus	Biofeedback
- Defäkographie	Rektozele innerer Mukosaprolaps Megarektum	s. Befund	(Operation)
- Manometrie	paradoxe Sphinkterkontraktion beim Pressen	"Anismus" "Syndrom des spastischen Beckenbodens"	Biofeedback
- Defäkographie	fehlende Aufweitung des anorektalen Winkels		

Tab. 2.7: Differentialdiagnostik und – therapie der Obstipation.

2.4. Literatur

Everhart JE, Go VLW, Johannes RS, Fitzsimmons SC, Roth HP, White LR: A longitudinal survey of self-reported bowel habits in the United States. Dig Dis Sci 1989; 37: 1153 – 1162

Erckenbrecht J.F.: Epidemiologie der Obstipation. Zeitschrift für Gastroenterologie 2000 (Suppl. 1), 3 – 5.

Goei R, Müller-Lissner SA. Radiologische Methoden (Defäkographie, Transitmessung). In: Chronische Obstipation und Stuhlinkontinenz. Müller-Lissner SA, Akkermans LMA, Hrsg. Berlin, Heidelberg, New York: Springer, 1989: 83 – 104.

Goei R, van Engelshoven J, Schouten H, Baeten C, Stassen C: Anorectal function: defecographic measurement in asymptomatic subjects. Radiology 1989; 173: 137 – 41.

Goei R, Kemerink G: Radiation dose in defecography. Radiologie 1990; 176: 137 – 9.

Heaton KW, Radvan J, Cripps H, Mountford RA, Braddon FEM, Hughes AO; Defecation frequency and timing, and stool form in the general papulation: a prospective study. Gut 1992: 33: 818 – 824. Nr. 3 in Zeitschrift für Gastroenterologie.

Johanson JF: Geographic distribution of constipation in the United States. Gastroenterology 1999; 112: A20

Rühl A, Erckenbrecht J.F.: Anorektale Funktionsuntersuchungen. In: Gastroenterologische Diagnostik; Classen, Siewert J.R. (Hrsg.), Schattauer Verlag 1993; S. 303 – 321.

Shorvon PJ, McHugh S, Diamant NE, Somers S, Stevenson GW: Defecography in normal volunteers: results and implications. Gut 1989; 30: 1737 – 1749.

Sonnenberg A: Epidemiology and socioeconomic impact of constipation and faecal incontinence. In: Ewe K, Eckhardt VF, Enck P (Hrsg): Constipation and anorectal insufficiency. Kluwer Academic Publishers, Dordrecht 1997, S. 6 – 18

Danksagung

Ich danke Herrn Dr. H. Bartel, Chefarzt der Klinik für Radiologie und Nuklearmedizin, Florence-Nightingale – Krankenhaus der Kaiserswerther Diakonie in Düsseldorf – Kaiserswerth für die Überlassung der Röntgenbilder der Abbildungen 3,4 und 5.

Frau P. Grund hat mit großer Sorgfalt das vorliegende Manuskript bearbeitet.

Pharmakologie von Laxantien

3. Pharmakologie von Laxantien

Unter dem Begriff "Laxantien" werden verschiedene Substanzgruppen zusammengefasst, die die Verweildauer des Stuhls im Kolon und Rektum verkürzen. Die Wirkprinzipien, mit denen dies erreicht werden kann, sind:

- Bindung von Wasser an schwer-resorbierbare Substanzen
- Hemmung der Wasser- und Elektrolytresorption aus dem Darm
- Steigerung der Flüssigkeitssekretion in das Darmlumen
- Steigerung der Motorik in den unteren Darmabschnitten

Es ist zu beachten, dass eine Änderung des Füllungsvolumens des Darms sekundär die Motilität verändert. Dies gilt vice versa. Die mit der Nahrung zugeführten Ballaststoffe können nicht in diese Arzneimittelgruppe eingeordnet werden. Eine ausführliche Darstellung und Bewertung dieser Stoffe erfolgte im vorangegangenen Kapitel (s. 1.3.2.2.). Die Einteilung der Laxantien nach ihrem Wirkmechanismus ist in Tab. 3.1. zusammengefasst.

3.1. Osmotisch wirkende Laxantien

Die laxierende Wirkung dieser heterogenen Stoffgruppe beruht darauf, dass die Substanzen während der gesamten Darmpassage nicht oder kaum resorbiert werden. Wasser bleibt im Darmlumen gebunden oder wird zusätzlich aus dem Extrazellularraum in den Darm verlagert, bis Isotonie besteht. Folge ist ein erhöhter Wassergehalt der Fäzes (Abb. 3.1).

3.1.1. Zucker (Lactulose)

Lactulose ist ein Disaccharid aus Galactose und Fructose. Lactulose kann durch die Disaccharidasen des Dünndarms nicht gespalten werden und erreicht das Kolon praktisch unverändert. Dort entstehen durch bakterielle Fermentierung kurzkettige Karbonsäuren (Essigsäure, Milchsäure), die resorbiert werden und dadurch dem Darm Wasser entziehen. Bei chronischer Lactulosegabe nimmt die Zahl der Lactuloseverdauenden Bakterien im Kolon zu und der Abbau von Lactulose erhöht sich (Clausen und Mortensen, 1997), was zu einer Abnahme des laxierenden Effekts führt. Lactulose retiniert Wasser im Kolonlumen; dadurch wird der Darminhalt aufgeweicht und reflekto-

Arzneistoffgruppe	Substanzen	Wirkmechanismus
Osmotische Laxantien		
Salze	Na_2SO_4, $MgSO_4$	Wasserbindung im Kolon
Zucker	Lactulose	
Alkohole	Glycerin, Sorbitol	
Polyethylenglykole	Macrogol 3350	
Hydragoge Laxantien		
Anthrachinone	Sennesfrüchte etc.	antiresorptiv/sekretagog und prokinetisch
Diphenolische Laxantien	Bisacodyl, Natriumpicosulfat	
Gallensäuren	in Cholagoga	antiresorptiv/sekretagog
Fettsäuren	Ricinolsäure	antiresorptiv/sekretagog und prokinetisch
Sonstige		
Opioid-Antagonist	Naloxon	Antagonisierung der peripheren Morphinwirkung
Prostaglandine	Misoprostol	sekretagog/prokinetisch

Tab. 3.1: Pharmakologische Klassifizierung der Laxantien.

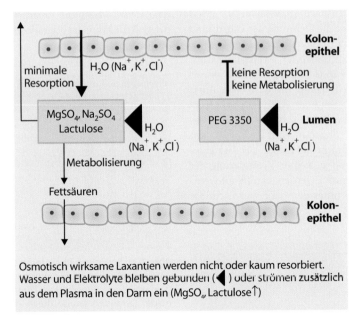

Osmotisch wirksame Laxantien werden nicht oder kaum resorbiert. Wasser und Elektrolyte bleiben gebunden (◀) oder strömen zusätzlich aus dem Plasma in den Darm ein (MgSO$_4$, Lactulose↑)

Abb. 3.1: Wirkweise osmotischer Laxantien.

risch über eine Dehnung der Darmwand die Defäkation eingeleitet. Neben der laxierenden Wirkung senkt Lactulose bei Patienten mit portaler Hypertension die Plasmakonzentration von Ammoniak um ca. 25 %. Durch die pH-Senkung im Kolon werden die bakterielle Synthese und die Resorption von Ammoniak vermindert (Avery, et al., 1972).

Zur Therapie der chronischen Obstipation werden 10 bis 20 g Lactulose (z.B. Bifiteral®) täglich in 1 oder 2 Einzelgaben gegeben. Kinder erhalten 3 bis 6 g. Unter der Gabe von Lactulose kommt es häufig zu Meteorismus und Flatulenz. Lactulose soll nicht eingesetzt werden bei intestinaler Obstruktion und bei Patienten, die eine galactosefreie Diät benötigen (Gattuso und Kamm, 1994).

Kurzprofil Lactulose

- Pharmakodynamik: Retention von Wasser im Kolon. Lactulose wird im Kolon durch Bakterien in kurzkettige Fettsäuren gespalten, die resorbiert werden.
- Indikationen: alle Formen der Obstipation
- Unerwünschte Wirkungen: Flatulenz, abdominelle Schmerzen, Meteorismen
- Besonderheiten bei Patientenuntergruppen: Nicht anwenden bei Galactoseintoleranz.

3.1.2. Alkohole (Glycerol, Sorbitol)

Der Alkohol Glycerol wird nur rektal in Form von Suppositorien oder Lösung angewendet. Durch den irritierenden Kontakt der hypertonen Lösung mit der Rektumschleimhaut kommt es zur Steigerung der Motilität und des Defäkationsreizes. Zusätzlich kommt es zum Wasserübertritt in das Darmlumen und der Stuhl wird weicher gemacht. Nach rektaler Applikation tritt die Wirkung innerhalb von 90 Minuten ein.

Der Zuckeralkohol Sorbitol wird wie Lactulose nur im geringen Ausmaß aus dem Darm resorbiert. Sorbitol kann rektal oder oral angewendet werden, ist aber als Laxans in Deutschland nur für die rektale Anwendung im Handel. Erwachsene erhalten 20 bis 30 g als 25 bis 30 %ige Lösung in Form von Klysmen.

3.1.3. Polyethylenglykol (Macrogol 3350)

Macrogol 3350 ist ein Polyethylenglykol (PEG) mit einer mittleren Molekülmasse von 3350 Dalton. Macrogol 3350 bindet Wasser (ca. 9,5 g pro Gramm) über Wasserstoffbrücken in Form von Hydrathüllen. Dadurch wird mit Macrogol eine definierte oral zugeführte Wassermenge in das Kolon transportiert. PEG hydratisiert den Stuhl, verkürzt die Kolontransitzeit (Klauser et al., 1995) (Abb. 3.2) und über die Dehnung der Darmwand wird der Defäkationsreflex ausgelöst. PEG 3350 wird praktisch nicht resorbiert. Nach oraler Gabe einer hohen Einzeldosis Macrogol (522 Gramm) wurde eine Exkretionsrate im Urin von unter 0,1 % beobachtet (Brady et al., 1986). Macrogol wird nicht metabolisiert, d.h. die Wasserbindungskapazität der Substanz wird im Kolon nicht vermindert. Es kommt zu keiner pH-Verschiebung im Kolon und zu keiner Veränderung der Darmflora. Flatulenzen werden signifikant weniger beobachtet als unter der Gabe von Lactulose (Attar et al., 1999).

leranzentwicklung auf. Vielmehr wird eine geringfügige Reduktion der Tagesdosis beobachtet (Attar et al., 1999) (Abb. 3.3).

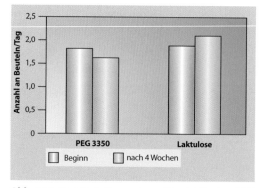

Abb. 3.3: Benötigte Tagesdosen (Beutel/Tag) an PEG 3350 (13 g/Beutel) und Lactulose (10 g/Beutel) zu Beginn und nach vierwöchiger Therapie. Die Dosierung beider Laxantien wurde durch die Patienten selbst festgelegt. Zielgröße war eine befriedigende Stuhlfrequenz (Daten aus Attar et al., 1999).

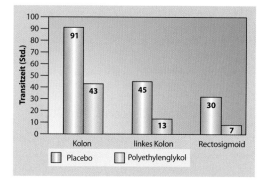

Abb. 3.2: Veränderung der Transitzeiten im Kolon und in einzelnen Kolonabschnitten unter Placebo und Polyethylenglykol (60 g/Tag)-Gabe bei Patientinnen mit chronischer Obstipation (Daten aus Klauser et al., 1995).

Einige Macrogol-haltige Fertigpräparate (z.B. Movicol®, Isomol®) enthalten als arzneilich wirksame Bestandteile neben PEG 3350 Elektrolyte (NaHCO$_3$, NaCl, KCl). Nach Auflösen der Substanz in Wasser liegt eine plasmaisoosmolare Lösung vor. Durch den Elektrolytanteil wird erreicht, dass es zu keinen Elektrolytverschiebungen in das Intestinum kommt (Wolters et al., 1992) (s. Abb. 3.1).

Die Wirksamkeit von Macrogol 3350 bei chronischer Obstipation und für die Darmreinigung vor endoskopischen Untersuchungen und chirurgischen Eingriffen im Gastrointestinaltrakt ist nachgewiesen (Freedman et al., 1997; Gruss, 1998; Wolters et al., 1992). Zur Therapie der chronischen Obstipation wird Macrogol 3350 (in Kombination mit Elektrolyten) in einer Einzeldosis von 13 g (aufgelöst in 125 ml Wasser) 2 bis 3 x täglich gegeben. Auch bei längerer Anwendung tritt keine To-

> **Kurzprofil Macrogol 3350**
> - Pharmakodynamik: Retention von Wasser im Kolon; keine Metabolisierung durch Darmbakterien
> - Indikationen: Obstipation, Koprostase, zur Darmreinigung vor diagnostischen und chirurgischen Eingriffen (in hoher Dosierung)
> - Unerwünschte Wirkungen: Abdominelle Schmerzen

3.1.4. Salze (Natriumsulfat, Magnesiumsulfat)

Natriumsulfat (Glaubersalz) und Magnesiumsulfat (Bittersalz) werden nur im geringen Ausmaß aus dem Darm resorbiert und halten Flüssigkeit im Darmlumen zurück. Außerdem setzt Magnesiumsulfat Cholecystokinin frei, das die intestinale Wassersekretion und die Motilität des Darms stimuliert (Thompson, 1980). Die kurzfristige Gabe von Natriumsulfat bzw. Magnesiumsulfat als Laxans kann indiziert sein zum vorübergehenden Abführen bei Obstipation (z.B. medikamentös ausgelöste Obstipation, Weichmachen des Stuhls bei schmerzhaften Analläsionen) und zur Verhütung einer weiteren Substanzresorption bei einer Intoxikation mit Medikamenten. Die chronische Anwendung beider Salze als Laxans ist nicht gerechtfertigt. Bei exzessivem Gebrauch von Natriumsulfat besteht die Gefahr einer Hypernatriämie. Gefährdet sind Patienten mit Hypertonus und Myocardinsuffizienz.

Bei dauernder Einnahme von Magnesiumsulfat bzw. bei Niereninsuffizienz kann eine Hypermagnesämie auftreten. Es ist mit folgenden Symptomen zu rechnen: Blutdruckabfall, Durst, Verlust der Sehnenreflexe, Atemdepression. Bei längerfristiger Einnahme beider Salze kann es zu Störungen im Elektrolythaushalt (Hypokaliämie) kommen.

3.2. Hydragog wirkende Laxantien

Hydragog wirkende Laxantien hemmen über unterschiedliche Wirkmechanismen die Elektrolyt- und Wasserresorption und bewirken einen Einstrom von Flüssigkeit in das Darmlumen. Durch das erhöhte Volumen im Darm wird die Motilität beschleunigt (Abb. 3.4).

3.2.1. Anthrachinone

Anthrachinone sind die pharmakologisch wirksamen Inhaltsbestandteile zahlreicher pflanzlicher Drogen (Rhabarberwurzel, Sennesfrüchte, Sennesblätter, Faulbaumrinde, Kap-Aloe and Cura-cao-Aloe). Die wichtigsten wirksamkeitsbestimmenden Inhaltsstoffe und der Anthrachinongehalt in diesen pflanzlichen Drogen ist in Tab. 3.2. dargestellt.

	Anthrachinongehalt	Einzelsubstanzen
Rhabarberwurzel (Rhei radix)	ca. 2,5 %	Rhein, Aloeemodin
Sennesfrüchte (Sennus fructus acutifoliae)	ca. 5 %	Sennosid A und B
Sennesblätter (Sennae folium)	ca. 2,5 %	Sennosid A und B
Faulbaumrinde (Frangulac cortex)	ca. 7 %	Glucofrangulin A un d B
Kap-Aloe (Aloe capensis)	ca. 30 %	Aloin A und B

Tab. 3.2: Gesamtanthranoide und wichtigste Einzelsubstanzen in pflanzlichen Anthranoiddrogen.

Senna ist das z.Zt. am besten charakterisierte Laxans in dieser Gruppe. Die Hauptwirkstoffe sind die Bianthrone Sennosid A und B. Sennosid A und

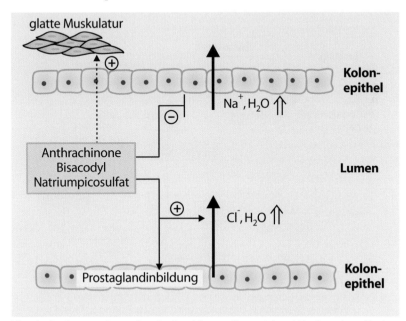

Abb. 3.4: Wirkweise hydragoger Laxantien: Anthrachinone, Bisacodyl und Natriumpicosulfat hemmen die Na$^+$ und H$_2$O)-Resorption und steigern die Cl$^-$-Sekretion. Eine direkte Stimulation der glatten Muskulatur des Kolon spielt möglicherweise ebenfalls eine Rolle.

B sind Glykoside und erreichen das Kolon unverändert. Die Glykoside werden dort durch bakterielle β-Glukosidasen abgespalten. Das freigesetzte Sennidin A und B ist instabil und zerfällt in Rheinanthronradikale, die von bakteriellen Reduktasen weiter zu Rheinanthron, dem eigentlichen Wirkstoff umgesetzt werden (Lemli, 1988) (Abb. 3.5).

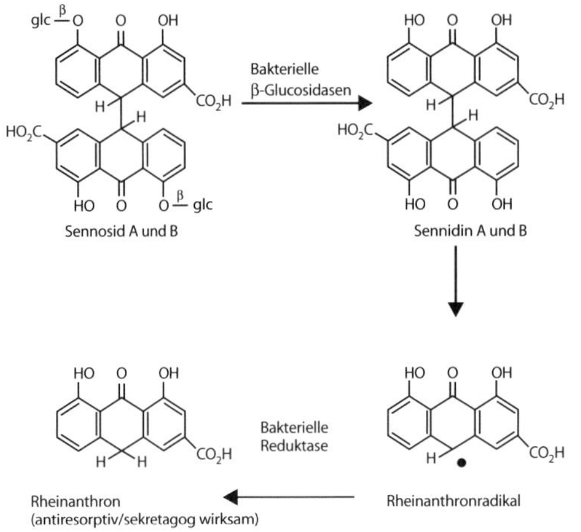

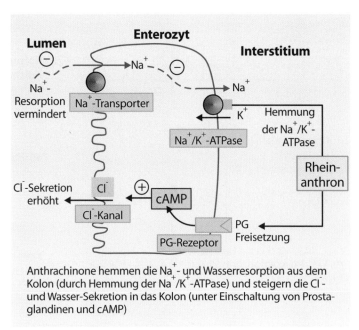

Abb. 3.5: Metabolisierung von Sennosiden im Kolon.

Rheinanthron hemmt die Resorption von NaCl und Wasser aus dem Kolon; diese Wirkung wird wahrscheinlich durch eine Blockade der Na^+/K^+-ATPase in den Kolonepithelzellen vermittelt (Wanitschke und Karbach, 1988). Die sekretagoge Wirkung beruht auf einer Steigerung der Chloridsekretion (Clauss et al., 1988) unter Einschaltung von Prostaglandinen (Beubler und Kollar, 1988). Zusätzlich verstärken Sennoside direkt die propulsive Kolonmotilität (Abb. 3.6).

Zur Therapie der Obstipation liegt die übliche Dosis bei 15 bis 30 mg Gesamtsennosiden, die individuell anzupassen ist. Die laxierende Wirkung tritt nach 6 bis 12 Stunden auf. Bei bestimmungsgemäßem Gebrauch sind unerwünschte Wirkungen (abdominelle Schmerzen, Flatulenz, Diarrhöen) selten. Eine Hypokaliämie tritt unter der Gabe von Sennosiden bzw. Anthrachinonen seltener als zumeist angenommen auf.

Die Sicherheit von Anthrachinonen bei Langzeitgebrauch wird unterschiedlich bewertet und eingeschätzt. Die Anwendung von Anthrachinonen soll nach der Empfehlung des Bundesgesundheitsamtes (heute BfArM) nicht über einen längeren Zeitraum (mehr als 1 bis 2 Wochen) erfolgen.

Ein Zusammenhang zwischen der Einnahme von Anthrachinonen und der Melanosis coli ist allge-

Anthrachinone hemmen die Na^+- und Wasserresorption aus dem Kolon (durch Hemmung der Na^+/K^+-ATPase) und steigern die Cl^-- und Wasser-Sekretion in das Kolon (unter Einschaltung von Prostaglandinen und cAMP)

Abb. 3.6: Wirkmechanismus von Anthrachinonen.

mein anerkannt. Es handelt sich um eine harmlose braunschwärzliche Verfärbung der Kolonschleimhaut, die sich nach etwa einjährigem Anthrachinongebrauch entwickelt und nach Absetzen innerhalb von 4 bis 11 Monaten reversibel ist. Die Ausprägung ist meist im Zäkum am stärksten, nimmt nach distal ab und kann im Rektum wieder stärker werden. Bei dem braunen Pigment handelt es sich wahrscheinlich um Pseudomelanin bzw. Lipofuscin (Müller-Lissner, 1992).

Eine Schädigung des autonomen Nervensystems des Kolons durch Sennoside wurde in tierexperimentellen Studien (Dosis bis 100 mg/kg täglich über 6 Monate) nicht beobachtet, während Danthron (1,8 – Dihydroxyanthrachinon) solche Schäden induzierte. Bei chronisch Obstipierten mit langjähriger Einnahme verschiedener Laxantien wurde im Vergleich zu Gesunden ein vergrößerter axonaler Durchmesser und eine Abnahme der Neurofilamente gesehen. Es ist aber nicht klar, ob diese Veränderungen allein Folge der Laxantieneinnahme sind. In einer Untersuchung, in der die Morphologie des autonomen Nervensystems bei Obstipierten mit Anthrachinoneinnahme mit einer entsprechenden Kontrollgruppe ohne Laxantiengebrauch verglichen wurde, fanden sich keine bedeutsamen Unterschiede bezüglich Veränderungen im autonomen Nervensystem (Müller-Lissner, 1992; Gattuso und Kamm, 1994).

Durch die antiabsorptive und sekretagoge Wirkung steigern Anthrachinone wie auch Bisacodyl und Natriumpicosulfat die Kaliumausscheidung im Stuhl. Zusätzlich bewirkt der durch den intestinalen Natrium- und Wasserverlust bedingte sekundäre Hyperaldosteronismus einen weiteren renalen Kaliumverlust. Durch diese Elektrolytverluste besteht die Gefahr einer Hypokaliämie mit Darmatonie, Muskelschwäche und im Extremfall Störung der Herz- und Nierenfunktion. Solche Veränderungen im Elektrolythaushalt werden aber nur bei Patienten beobachtet, die Anthrachinone bzw. andere hydragog wirksame Laxantien trotz fehlender Indikationen einnehmen, bzw. wenn diese Substanzen bei bestehender Indikation in Überdosierung eingesetzt werden. In zwei Untersuchungen ließen sich bei Patienten, die täglich therapeutische Dosen von Sennosiden einnahmen, keine Veränderungen der Serumelektrolyten erkennen (Heiny, 1976; Rosprich, 1980).

Ausgehend von tierexperimentellen Befunden, dass Danthron eine kanzerogene Wirkung besitzt, wurde die Stoffklasse der Anthranoide intensiv auf genotoxische und kanzerogene Risiken untersucht. Sennoside und der hydragog wirkende Metabolit Rheinanthron erwiesen sich als unbedenklich (Mengs, 1988). Aloeemodin und Emodin waren dagegen in verschiedenen in-vitro-Untersuchungssystemen mutagen (Muller et al, 1996). Der mögliche Zusammenhang zwischen Anthrachinonen und Kolonkarzinomen wurde in mehreren retrospektiven und prospektiven klinischen Studien untersucht. In diesen Studien wurde die Melanosis coli als Marker für eine längere Anthrachinoneinnahme herangezogen. In zwei Studien konnte kein erhöhtes Risiko von Kolon- oder Rektalkarzinomen nach lang dauernder Anthrachinoneinnahme festgestellt werden (Nusko et al., 1993; Nusko et al., 1997), während in der Untersuchung von Siegers et al. (1993) ein erhöhtes Risiko gefunden wurde. Bei einer Bewertung dieser Studie ist zu beachten, dass bei Patienten mit chronischer Obstipation auch andere Einflussgrößen vorliegen, die der Karzinomentstehung Vorschub leisten (z.B. ballaststoffarme Ernährung).

> **Kurzprofil Anthrachinone**
>
> - Pharmakodynamik: Hemmung der Natrium- und Wasserrückresorption am Kolon. Steigerung der Chlorid- und Wassersekretion. Direkte (?) prokinetische Wirkung.
> - Indikationen: Obstipation
> - Unerwünschte Wirkungen: Krampfartige Magen-Darm-Beschwerden, Melanosis coli (reversibel, harmlose Pigmenteinlagerung), bei chronischer Anwendung kann es zu Elektrolytverlusten (Hypokaliämie) kommen.
> - Warnhinweise: Anthrachinone sollen nicht über einen längeren Zeitraum eingenommen werden (max. 1-2 Wochen).

3.2.2. Bisacodyl

Bisacodyl gehört zur Gruppe der phenolischen Laxantien. Bei Bisacodyl sind die beiden Phenolgruppen mit Essigsäure verestert. Die Substanz wird im Dünndarm in Kontakt mit dem Mukosaepithel deacetyliert und resorbiert. In den Enterozyten und der Leber wird das entstehende Diphenol mit Glucuronsäure konjugiert und mit der Galle ausgeschieden. Die hydrophilen Konjugate werden im Dünndarm nicht resorbiert und gelangen in das Kolon. Dort werden sie bakteriell wieder dekonjugiert und in die wirksame diphenolische Form umgewandelt (Sund et al., 1982) (Abb. 3.7). Die laxierende Wirkung wird durch verschiedene lokale Wirkungen am Kolon vermittelt. Bisacodyl mindert die Resorption von NaCl und Wasser aus dem Kolon (Ewe, 1987). Diese Wirkung wird durch Hemmung der Na^+-K^+-ATPase in Enterozyten vermittelt (Rachmilewitz et al., 1980). Durch eine vermehrte Synthese von Prostaglandinen kommt es zu einer Flüssigkeitssekretion und einem beschleunigten Transit. Weiterhin wird durch eine erhöhte Permeabilität der Epithelschlußleisten Wasser in das Kolonlumen gedrückt. Eine direkte Stimulation der glatten Muskulatur des Kolons spielt möglicherweise ebenfalls eine Rolle (Mitznegg et al., 1975).

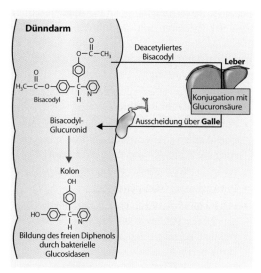

Abb. 3.7: Metabolisierung von Bisacodyl in der Leber und im Darm.

Bisacodyl (z.B. Dulcolax®) wird bei Obstipation sowie zur Darmentleerung vor operativen und diagnostischen Eingriffen verwendet. Die Dosierung bei Erwachsenen beträgt 5 – 15 mg, rektal werden 10 mg eingesetzt. Bei Kindern beträgt die orale Dosis 0,3 mg/kg Körpergewicht, rektal erhalten Kleinkinder 2 – 5 mg. Die laxierende Wirkung tritt 8 – 12 Stunden nach oraler Gabe ein, nach rektaler Gabe beginnt die Wirkung nach 15 – 30 Minuten.

Bisacodyl verursacht die typischen unerwünschten Wirkungen hydragog wirkender Laxantien. Bei bestimmungsgemäßem Gebrauch können leichte abdominelle Krämpfe, Meteorismus mit Flatulenz, bei höherer Dosierung Diarrhöe auftreten. Zur Verhütung von Irritationen der Magenschleimhaut sind die Dragees mit einem säurefesten Überzug versehen und zerfallen erst im neutralen Milieu des Dünndarms. Um eine Freisetzung des Wirkstoffs im Magen zu verhindern, sollte Bisacodyl nicht zusammen mit Antazida oder Milch eingenommen werden. Bisacodyl sollte nicht über längere Zeiträume eingenommen werden, da es dann zu Störungen im Elektrolythaushalt kommen kann (siehe Anthrachinone 3.2.1.). Bei rektaler Anwendung kann es zur Schädigung der Rektalschleimhaut (Oberflächenerosionen, Verschwinden von Becherzellen) kommen.

Kurzprofil Bisacodyl

- Pharmakodynamik: Hemmung der Natrium- und Wasserrückresorption. Steigerung der Chlorid- und Wassersekretion.
- Indikationen: Obstipation sowie zur Darmreinigung vor diagnostischen und therapeutischen Eingriffen am Kolon.
- Unerwünschte Wirkungen: Krampfartige Magen-Darm-Beschwerden, bei chronischer Anwendung Elektrolytverluste (Hypokaliämie)
- Warnhinweise: Bisacodyl sollte nicht über einen längeren Zeitraum eingenommen werden.

3.2.3. Natriumpicosulfat

Natriumpicosulfat (z.B. Laxoberal® Abführtabletten) ist der Schwefelsäureester des desacetylierten Bisacodyls. Die Substanz wird im Dünndarm praktisch nicht resorbiert und gelangt ohne enterohepatischen Kreislauf in das Kolon. Dort wird Natriumpicosulfat durch bakterielle Hydrolasen zum eigentlichen Wirkstoff, der mit Bisacodyl identisch ist, gespalten. Damit sind die Wirkungen am Kolon für beide Substanzen identisch. Da Natriumpicosulfat keinem enterohepatischen Kreislauf unterliegt, wirkt die Substanz nach oraler Gabe bereits nach 5 – 8 Stunden laxierend. Bei der abendlichen Einnahme ist vermutlich aufgrund einer langsameren Passagezeit erst am Morgen mit einer Defäkation zu rechnen. Erwachsene erhalten

5 – 15 mg, Kinder 0,1 – 0,15 mg/kg Körpergewicht. Die unerwünschten Wirkungen entsprechen denen des Bisacodyls.

3.2.4. Dihydroxygallensäuren

Die im Kolon unter der Einwirkung von Bakterien entstehende Desoxycholsäure, Chenodesoxycholsäure und die Trihydroxycholansäure können als physiologische Laxantien bewertet werden. Sie erhöhen die Durchlässigkeit der epithelialen Schlussleisten und steigern den parazellulären Wassereinstrom in das Kolon. Gallensäuren sind in einigen Digestiva und Cholagoga enthalten. Klinische Studien zum Einsatz als Laxantien liegen nicht vor.

3.2.5. Fettsäuren

Ricinusöl ist das Triglycerid der 12-Hydroxyölsäure. Im Dünndarm wird durch Lipasen Ricinolsäure freigesetzt. Diese regt die Peristaltik bereits im Dünndarm an. Da die Wirkung der Ricinolsäure sehr drastisch ist, sollte diese Substanz nicht mehr angewendet werden.

Ballaststoffe (siehe 1.3.2.2.) und Lactulose (3.1.1.) werden im Kolon bakteriell zu Karbon- und Fettsäuren (Essigsäure, Propionsäure, Milchsäure, Buttersäure) abgebaut. Es wird diskutiert, dass dem Stoffwechsel kurzkettiger Karbonsäuren in der Kolonmukosa eine Art Schutzfunktion für die Aufrechterhaltung der normalen Schleimhautfunktion zukommt. Kurzkettige Karbonsäuren haben wahrscheinlich keine Wirkung auf die Kolonmotilität (Schleppach, 1994; Cherbut et al., 1997).

3.3. Motilitätssteigernde Laxantien

Rein prokinetisch, nicht antiresorptiv–sekretagog wirkende Laxantien stehen, nachdem das Bundesinstitut für Arzneimittel und Medizinprodukte (BfArM) ein Ruhen für Cisaprid-haltige Arzneimittel angeordnet hat, nicht mehr zur Verfügung. Die prokinetische Wirkung von Cisaprid beruht auf einer antagonistischen Wirkung an Serotonin (5-HT$_3$)-Rezeptoren und einer agonistischen Wirkung an Serotonin (5-HT$_4$)-Rezeptoren. Hauptrisiko dieses Prokinetikums ist die Eigenschaft, das QT-Intervall zu verlängern und lebensbedrohliche Herzrhythmusstörungen einschließlich Torsades

de pointes und Kammerflimmern auszulösen (Wiseman und Faulds, 1994).

Substanzen, die sich z.Zt. noch in der klinischen Prüfung befinden, sind Tegaserod und Prucaloprid. Tegaserod bindet etwa 10fach stärker als Cisaprid an Serotonin (5-HT$_4$)-Rezeptoren und setzt Substanz P frei. Dieses Peptid stimuliert die Kontraktion glatter Muskelzellen. QT-Verlängerungen wurden in tierexperimentellen Studien erst mit sehr hohen Substanzkonzentrationen beobachtet. Tegaserod (2 x 2 mg/Tag) verkürzt die Kolontransitzeit um ca. 20 % (Scott und Perry, 1999). Prucaloprid ist ein selektiver Agonist an 5-HT$_4$-Rezeptoren, verkürzt die Kolontransitzeit um ca. 30 % und vermehrt die Stuhlfrequenz (Emmanuel et al., 1998; Bouras et al., 1999).

3.4. Opiatantagonisten

Die häufigste unerwünschte Wirkung von Opioiden ist eine Obstipation. Ursache ist die Bindung von Opioiden an Rezeptoren des Plexus myentericus. Dadurch kommt es zu einer Verminderung der propulsiven Darmmotilität und zu spastischen Einschnürungen des Darms (Manara und Bianchetti, 1985). Die Wirkung des Opiatantagonisten Naloxon bei Patienten, die wegen Turmorschmerzen Morphin erhalten und obstipiert sind, wurde in verschiedenen Studien dokumentiert (Sykes, 1991; Latsch et al., 1997). Naloxon (Narcanti®) wurde in diesen Studien oral gegeben unter der Vorstellung, dass Naloxon Morphin von den intestinalen Opioidrezeptoren verdrängt, infolge seines hohen first-pass-Metabolismus die analgetische Wirkung des Morphins aber nicht abschwächt. In einer Studie wirkte Naloxon in einer Dosis von 20 – 40 % der Morphindosis bei 4 von 5 Patienten laxierend, ohne dass eine Abschwächung der Analgesie beobachtet wurde (Sykes, 1991). In der zweiten Studie konnte nach initial hoher Gabe von Naloxon (Dosisverhältnis zu Morphin 1:1) die Naloxondosis auf 2 – 15 % der Morphindosis reduziert werden. Die Analgesie wurde durch diese Naloxondosen um 10 – 15 % abgeschwächt (Latsch et al., 1997). Die Wirksamkeit bei anderen Formen der Obstipation ist dagegen nicht bewiesen (Fotherby und Hunter, 1987).

3.5. Prostaglandine (Misoprostol)

Misoprostol ist ein synthetisches Prostaglandin E_1-Derivat. Es wird zur Prophylaxe von Magen- und Duodenalläsionen bei der Gabe von nicht-steroidalen Antirheumatika (NSAR) eingesetzt. Eine häufige Nebenwirkung ist die Induktion einer Diarrhoe, die zur Behandlung schwerer Obstipation genutzt werden kann (Roarty et al., 1997; Soffer et al., 1994).

Die laxierende Wirkung von Misoprostol beruht auf einer Förderung der intestinalen Wassersekretion und auf der Induktion von Migrating Motor Complexes im Jejunum. Größere Studien, die die Wirksamkeit von Misoprostol belegen, fehlen jedoch noch.

3.6. Literatur

Attar, A., Lémann, M., Ferguson, A., Halphen, M., Boutron, M.C., Flourié, B., Alix, E., Salmeron, M., Guillemot, F., Chaussade, S., Ménard, A.M., Moreau, J., Naudin, G., Barthet, M.: Comparison of a low dose polyethylene glycol electrolyte solution with lactulose for treatment of chronic obstipation. Gut 1999, 44: 226-230.

Avery, G.S., Davis, E.F., Brogden, R.N.: Lactulose: A review of its therapeutic and pharmacological properties with particular reference to ammonia metabolism and its mode of action in portal systemic encephalopathy. Drugs 1972, 4: 7-48.

Beubler, E., Kollar, G.: Prostaglandin-mediated action of sennosides. Pharmacology 1988, 36 (Suppl 1): 85-91.

Bouras, E.P., Camilleri, M., Burton, D.D., McKinzie, S.: Selective stimulation of colonic transit by the benzofuran $5HT_4$ agonist, prucalopride, in healthy humans. Gut 1999, 44: 682-686.

Brady, C.E., DiPalma, S.A., Morawski, S.G., Santa Ana, C.A., Fordtran, J.S.: Urinary excretion of polyethylene glycol 3350 and sulfate after gut lavage with a polyethylene glycol electrolyte lavage solution. Gastroenterology 1986, 90: 1914-1918.

Cherbut, C., Aubé, A.C., Blottière, H.M., Galmiche, J.P.: Effects of short-chain fatty acids on gastrointestinal motility. Scand J Gastroenterol 1997, 32 (Suppl 222): 58-61.

Clausen, M.R., Mortensen, P.B.: Lactulose, disaccharides and colonic flora. Clinical consequences. Drugs 1997, 53: 930-942.

Clauss, W., Domokos, G., Leng-Peschlow, E.: Effect of rhein on electrogenic chloride secretion in rabbit distal colon. Pharmacology 1988, 36 (Suppl 1): 104-110.

Emmanuel, A.V., Kamm, M.A., Roy, A.J., Antonelli, K.: Effect of a novel prokinetic drug, R093877, on gastrointestinal transit in healthy volunteers. Gut 1998, 42: 511-516.

Ewe, K.: Effect of bisacodyl on intestinal electrolyte and water net transport and transit. Perfusion studies in man. Digestion 1987, 37: 247-253.

Fotherby, K.J., Hunter, J.O.: Idiopathic slow-transit constipation – whole gut transit times, measured by a new simplified method, are not shortened by opioid antagonists. Aliment Pharmacol Therap 1987, I: 331-338.

Freedman, M.D., Schwartz, H.J., Roby, R., Fleisher, S.: Tolerance and Efficacy of Polyethylene Glcycol 3350/Electrolyte Solution Versus Lactulose In Relieving Opiate Induced Constipation: A Double-Blinded Placebo-Controlled Trial. J Clin Pharmacol 1997, 37: 904-907.

Gattuso, J.M., Kamm, M.A.: Adverse effects of drugs used in the management of constipation and diarrhoea. Drug Safety 1994, 10: 47-65.

Gruss, H.J.: Macrogol 3350: Therapie der Wahl bei hartnäckigen Fällen der chronischen Obstipation und Koprostase. Coloproctology 1998, 20: 161-167.

Heiny, B.M.: Langzeitbehandlung mit einem pflanzlichen Laxativum. Serumelektrolyte und Säurebasenhaushalt. Ärztliche Praxis 1976, 28: 563-564.

Klauser, A.G., Mühldorfer, B.E., Voderholzer, W.A., Wenzel, G., Müller-Lissner, S.A.: Polyethylene glycol 4000 for slow transit constipation. Z Gastroenterol 1995, 33: 5-8.

Latsch, L., Zimmermann, M., Eberhardt, B., Jarna, I.: Aufhebung einer Morphin-induzierten Obstipation durch orales Naloxon. Anesthesist 1997, 46: 191-194.

Lemli, J.: Metabolism of sennosides – an overview: Pharmacology 1988, 36 (Suppl 1): 126-128.

Manara, L., Bianchetti, A.: The antral and peripheral influences of opioids on gastrointestinal propulsion. Annu Rev Pharmacol Toxicol 1985, 25: 249-273.

Mengs, U.: Toxic effects of sennosides in laboratory animals and in vitro. Pharmacology 1988, 36 (Suppl 1): 180-187.

Mitznegg, P., Schubert, E., Domschke, W., Strunz, U., Domschke, S., Schwemmle, K., Demling, L., Heim, F.: Wirkungsanalyse des Bisacodyl (Dulcolax®) an der isolierten Dickdarmmuskulatur des Menschen. Klin Wschr 1975, 53: 493-495.

Muller, S.O., Eckert, I., Lutz, W.K., Stopper, H.: Gentoxicity of the laxative components emodin, aloe emodin and danthron in mammalian cells: topoisomerase II mediated? Mutat-Res 1996, 371: 165-173.

Müller-Lissner, S.: Nebenwirkungen von Laxantien. Z Gastroenterol 1992, 30: 418-427.

Nusko, G., Schneider, B., Ernst, H., Wittekind, C., Hahn, E.G.: Melanosis coli – a harmless pigmentation or a pre-cancerous condition? Z Gastroenterol 1997, 35: 313-318.

Nusko, G., Schneider, B., Maller, G., Kusche, J., Hahn, E.G.: Retrospective study on laxative use and melanosis coli as risk factors for colorectal neoplasma. Pharmacology 1993, 47 (Suppl 1): 234-241.

Rachmilewitz, D., Karmeli, F., Okon, E.: Effects of bisa-codyl on cAMP and prostaglandin E_2 contents, (Na+K) ATPase, adenyl cyclase, and phosphodiesterase activities of rat intestine. Dig Dis Sci 1980, 25: 602-608.

Roarty, T.P., Weber, F., Soykan, I., McCallum, R.W.: Misoprostol in the treatment of chronic refractory constipation: Results of a long-term open label trial. Aliment Pharmacol Therap 1997, II: 1059-1066.

Rosprich, G.: Dauerbehandlung mit Laxantien. Therapiewoche 1980, 30: 5836-5837.

Scheppach, W.: Effects of short chain fatty acids on gut morphology and function. Gut 1994, 36 (Suppl 1): 35-38.

Scott, L.J., Perry, C.M.: Tegaserod. Drugs 1999, 58: 491-496.

Siegers, C.P., von Hertzberg Lottin, E., Otte, M., Schneider, B.: Anthranoid laxative abuse – a risk for colorectal cancer? Gut 1993, 34: 1099-1101.

Soffer, E.E., Metcalf, A., Launspach, J.: Misoprostol is effective treatment for patients with severe chronic constipation. Dig Dis Sci 1994, 39: 929-933.

Sund, R.B., Roland, M., Kristiansen, S., Salvesen, B.: Biliary excretion of bisacodyl and picosulfate in man. Studies in gallstone patients after biliary tract surgery. Acta Pharmacol Toxicol 1982, 50: 50-57.

Sykes, N.P.: Oral naloxone in opioid-associated constipation. Lancet 1991, II: 1475.

Thompson, W.G.: Laxatives: Clinical pharmacology and rational use. Drugs 1980, 19: 49-58.

Wanitschke, R., Karbach, U.: Influence of rhein on rat colonic Na^+, K^+-ATPase and permeability in vitro. Pharmacology 1988, 36 (Suppl 1): 98-103.

Wisemann, L.R., Faulds, D.: Cisapride. An updated review of its pharmacology and therapeutic efficacy as a prokinetic agent in gastrointestinal motility disorders. Drugs 1994, 47: 116-152.

Wolters, U., Keller, H.W., Schlesinger, A., Pichlmaier, H.: Präoperative Darmreinigung mit einer polyethylen-glykolhaltigen Lösung. Zentbl Chir 1992, 117: 412-416.

Klinische Anwendung von Laxantien

4. Klinische Anwendung von Laxantien

4.1. Grundlagen in der Anwendung von Laxantien bei chronischer Obstipation

Die pathophysiologische Einteilung der chronischen Obstipation in Slow-transit-Obstipation (kologene Obstipation), Defäkationsstörung (anorektale Obstipation), Mischform und idiopathische Obstipation ist für die Therapie mit Laxantien hilfreich, aber anhand der klinischen Symptome nicht zu sichern. Es können Zusatzuntersuchungen notwendig sein, die nur an spezialisierten Zentren verfügbar sind. Bei jeder neu aufgetretenen Änderung der Stuhltätigkeit muss auch an das Vorliegen eines Kolonkarzinoms als Ursache gedacht werden; es muss daher gezielt nach weiteren Alarmsymptomen (Gewichtsabnahme, Blut im Stuhl, progredientes Beschwerdebild, Störung der Nachtruhe durch die Symptome) gefahndet werden (Curless et al, 1994). Prinzipiell ist die Unterscheidung wichtig, ob die Obstipation ein eigenständiges Syndrom ist oder ein Symptom einer anderen Erkrankung bzw. Folge einer Einnahme von Medikamenten mit obstipierender Wirkung (siehe Kap. 1., Tab. 1.2).

4.2. Allgemeinmaßnahmen zur Therapie der Obstipation

Bevor eine Laxantientherapie eingeleitet wird, sollte nach diagnostischer Abklärung (siehe Kap. 2.) die Bedeutung von Allgemeinmaßnahmen mit dem Patienten besprochen werden (Tab. 4.1). Die Allgemeinmaßnahmen beinhalten allgemeine Ratschläge zur Einhaltung bestimmter Lebensgewohnheiten wie regelmäßige Toilettesitzungen, körperliche Aktivität, ausreichend Trinken, Umstellung der Ernährung auf ballaststoffreiche Diät und Vermeiden obstipierender Nahrungsmittel. Die Wirksamkeit dieser Maßnahmen ist unterschiedlich gut belegt.

Aufklärung über physiologische Bandbreite der Stuhlfrequenz	empfohlen
Regelmäßiger Toilettengang (bevorzugt nach Frühstück)	ungesichert
Nüchtern ein Glas Wasser trinken	ungesichert
Ausreichende Flüssigkeitszufuhr (>1,5 l)	ungesichert
Faserreiche Kost (25-30 g)	gesichert
Vermeiden von obstipierenden Nahrungsmitteln (Weißmehlprodukte)	empfohlen
Körperliche Aktivität (mindestens 15-20 min)	ungesichert

Tab. 4.1: Allgemeinmaßnahmen zur Therapie der chronischen Obstipation.

4.2.1. Aufklärung

Zu den Basismaßnahmen der Therapie einer Obstipation gehören die Aufklärung des Patienten über die physiologische Bandbreite der Stuhlfrequenz und deren Einflußgrößen. Über die physiologische Darmtätigkeit gibt es in der Bevölkerung einen weitverbreiteten Irrglauben. Hierzu zählen die Vorstellungen, dass pro Tag mindestens einmal Stuhlgang nötig sei und dass ansonsten die zurückgehaltenen Stuhlbestandteile vom Körper absorbiert würden und den Körper vergiften könnten. Diese Missverständnisse können zum unbegründeten Gebrauch von Laxantien führen.

4.2.2. Beeinflussung des Defäkationsreizes

Um den Defäkationsreiz zu fördern, wird empfohlen, fünf bis 15 Minuten nach dem Essen, am besten nach dem Frühstück, Toilettesitzungen einzuhalten. Nach dem Frühstück ist der gastrokolische Reflex am stärksten ausgeprägt (National Guideline Clearinghouse, 1999). Dieser führt zu einer Steigerung der Darmmotorik 15 bis 45 Minuten nach der Nahrungsaufnahme. Auch das Trinken von Wasser auf den nüchternen Magen soll den Defäkationsreiz über Auslösung des gastrokolischen Reflexes steigern. Allerdings ist der gastrokolische Reflex von der Zusammensetzung der Nahrung abhängig, wobei Fette die größte Wirkung besitzen und Wasser als Stimulans weniger geeignet erscheint. Der auftretende Defäkationsreiz darf nicht vom Patienten unterdrückt werden, damit eine Gewöhnung an einen regelmäßigen Stuhlgang erfolgen kann. Durch die Unterdrückung des Stuhldrangs kann es zu einem Rücktransport des Stuhls in proximale Kolonabschnitte kommen. Dieser Mechanismus soll bei gewohnheitsmäßiger Unterdrückung des Stuhldrangs die Rektumsensibilität herabsetzen und die Entwicklung einer Obstipation fördern (Schmidtbaur et al, 1999).

Die Defäkation sollte ohne Einsatz der Bauchpresse erfolgen, um nicht das Auftreten von anorektalen Funktionsstörungen zu begünstigen. Die Bauchpresse fördert das Auftreten eines Rektumprolapses und der Intussuszeption (siehe Kap. 1.).

4.2.3. Körperliche Aktivität

Bettlägerigkeit und Immobilisation gehen häufig mit einer Obstipation einher (Schmidbaur et al, 1999, De Lillo et al, 2000). Es konnte gezeigt werden, dass bei Gesunden durch körperliche Bewegung ein Stuhlreiz ausgelöst werden kann, dagegen sind chronisch Obstipierte nicht weniger körperlich aktiv als Gesunde (Klauser et al, 1992). Es ist bekannt, dass eine Unterdrückung des Stuhldranges, eine geringe Flüssigkeitszufuhr und Bettlägerigkeit Risikofaktoren für eine Obstipation darstellen, allerdings lässt sich nur selten durch Erhöhung der Flüssigkeitsaufnahme und vermehrte körperliche Aktivität eine bereits bestehende Obstipation beseitigen (Hitzenberger, 1999). Vielmehr sind diese Allgemeinmaßnahmen als Prophylaxe der Obstipation und als Begleitmaßnahmen einer Laxantientherapie zu sehen.

4.2.4. Diät und Ballaststoffe

Wie im Abschnitt 1. dargestellt, nehmen Ballaststoffe eine besondere Rolle in der Pathogenese der Obstipation und Stuhlregulation ein. Der Gehalt an Ballaststoffen bestimmt wesentlich das Stuhlgewicht und die intestinale Transitzeit (Müller-Lissner, 1988, Francis et al, 1994). Die Erhöhung der Ballaststoffzufuhr erhöht im allgemeinen das Stuhlgewicht und die Stuhlfrequenz und verkürzt die Kolontransitzeit. Der Effekt ist jedoch bei gesunden Personen größer als bei Obstipierten (Müller-Lissner, 1988). Obstipierte haben unabhängig von der Ernährung geringere Stuhlgewichte und längere Transitzeiten als Kontrollpersonen, desweiteren nehmen sie im Durchschnitt nicht weniger Ballaststoffe zu sich als Kontrollen (Klauser et al, 1992). Patienten mit einem langsamen Kolontransit oder einer Defäkationsstörung sprechen schlechter auf eine Ballaststofftherapie an als solche ohne nachweisbare Ursache der Obstipation (Ansprechraten von 20 %, 37 %, bzw. 85 %; Voderholzer et al, 1997). Ein Nichtansprechen auf eine Ballaststofftherapie gilt daher als Hinweis für das Vorliegen eines langsamen Kolontransits (Hitzenberger, 1999). Eine Ballaststofftherapie allein ist in vielen Fällen mit einer milden chronischen Obstipation aussichtsreich. Der Erfolg tritt nicht sofort ein, sondern ist erst nach mehreren Tagen zu erwarten.

Ballaststoffe sind nicht nebenwirkungsfrei. Häufig werden ein Meteorismus und Völlegefühl ausgelöst. Ebenso verbessert sich bei Patienten mit Reizdarmsyndrom die Beschwerdesymptomatik nicht unter einer ballaststoffreichen Diät (Schäfer, 2000). Die Patientencompliance ist insbesondere bei längerer Einnahme gering, was sich auch in einer hohen Abbruchquote in klinischen Studien ausdrückt.

Idealerweise soll der Ballaststoffbedarf durch natürliche Nahrungsbestandteile gedeckt werden. Es sind daher Nahrungsmittel mit einem hohen Ballaststoffanteil vorzuziehen (Tab. 4.2). Die Empfehlungen der Deutschen Gesellschaft für Ernährung (DGE) zielen nicht nur auf eine Förderung einer regelmäßigen Darmentleerung, sondern beinhalten allgemein gesundheitsfördernde Aspekte. Der tägliche Bedarf an Ballaststoffen wird mit 30 g angegeben. In den westlichen Industrieländern beträgt die durchschnittliche Zufuhr von Ballaststoffen mit der Nahrung 15-20 g. Die Hälfte der Ballaststoffe sollte durch Getreide und Getreideprodukte, die andere Hälfte durch Obst und Gemüse gedeckt werden. In den Richtlinien wird empfohlen, folgende obstipierende Kost zu meiden: Schokolade, Kakao, Bananen, schwarzer Tee, Karottensaft, Heidelbeeren (Schmidbaur, 1999). Die obstipierende Wirkung dieser Nahrungsmittel ist jedoch nicht belegt.

- mindestens 30 g Ballaststoffe täglich
- mindestens 1,5 Liter täglich trinken.
  - Mineralwasser, Kräuter- oder Früchtetees, Obst- oder Gemüsesaftschorlen
- Ernährungsumstellung:
  - Weißbrot und Brötchen durch Vollkornbrot ersetzen
  - Kekse, Kuchen und Torten durch Vollkorngebäck oder belegte Vollkornbrötchen ersetzen
- auch bei Ballaststoffen auf eine vielseitige Ernährung achten
  - die Hälfte der Ballaststoffe aus Getreide- und Getreideprodukten
  - die andere Hälfte aus Obst und Gemüse decken
- Essensplan:
  - nur 2-3 mal pro Woche eine Portion Fleisch (je 120 g) und Wurst (je 50 g)
  - täglich 200 g Gemüse und 75 g Salat oder Rohkost und
  - 250 g bis 300 g (4-5 mittelgroße) Kartoffeln oder
  - 70 g - 90 g (Rohgewicht) Naturreis oder Vollkornnudeln und Vollkornbrot oder Haferflocken
- Sprossen als Garnitur bei möglichst vielen Gerichten
- Keimlinge von Hülsenfrüchten (ausgenommen Linsen und Mungobohnen) vor dem Verzehr blanchieren

Tab. 4.2: Empfehlungen der Deutschen Gesellschaft für Ernährung (DGE) gegen Verstopfung und für eine gesunde ballaststoffreiche Ernährung (DGE-intern 5/97).

Da der Ballaststoffbedarf häufig nicht durch die Ernährung gedeckt wird und eine Ernährungsumstellung initial aufwendig ist, besteht die Möglichkeit ballastoffreiche Substanzen (Tab. 4.3) als Ergänzung zur Nahrung einzusetzen.

4.3. Medikamentöse Therapie

4.3.1. Ballaststoffe

Bei milden Formen der chronischen Obstipation können Weizenkleie oder Psyllium als Ergänzung zu den Allgemeinmaßnahmen eingesetzt werden. Die tägliche Dosis liegt bei 5-30 g. Um die Verträglichkeit zu verbessern, sollte zunächst mit der halben Dosis begonnen und dann langsam erhöht werden. Psyllium hat den Vorteil, kaum blähend zu wirken und wird deshalb von vielen Obstipierten gegenüber Weizenkleie bevorzugt. Der wasserlösliche Gelbildner Psyllium (enthalten in den Hülsen des indischen Flohsamens: Plantago afra oder ovata) wird in verschiedenen Präparaten angeboten (Tab. 4.3: z.B. Agiocur®, Flosa®, Mukofalk®, Laxiplant®). Bei etwa der Hälfte der Obstipierten bessert sich die Beschwerdesymptomatik unter Ballaststofftherapie.

4.3.2. Hydragoge Laxantien

Hydragoge (antiabsorptiv-sekretagog wirksame) Laxantien hemmen die Flüssigkeitsresorption, stimulieren in höheren Dosen die Sekretion des Kolons und wirken prokinetisch am Kolon (siehe unter 3.2). Die Klasse der hydragog wirksamen Laxantien lässt sich in die natürlich vorkommenden Anthrachinone, die synthetischen Diphenylmethanderivate sowie die Ricinolsäure unterteilen (Tab. 4.3).

4.3.2.1. Anthrachinone

Unter den Anthrachinonen besitzt Senna die größte Bedeutung. Es ist in seiner natürlichen Struktur im Dünndarm praktisch unwirksam und wird erst im Kolon durch die Darmbakterien in den pharmakologisch aktiven Metaboliten gespalten. Die laxierende Wirkung tritt nach 6-12 Stunden ein, deshalb wird eine abendliche Einnahme empfohlen. Die übliche Dosis liegt bei 15-30 mg Gesamtsennosiden pro Tag. Es liegt eine Anwendungsbeschränkung auf 1 bis 2 Wochen vor. Während der Schwangerschaft und in der Stillzeit wird von Anthranoiden abgeraten. Bei bestimmungsgemäßen Gebrauch sind unerwünschte Wirkungen (z.B. krampfartige Magen-Darm-Beschwerden) selten.

4.3.2.2. Diphenolderivate

Die synthetischen Diphenylderivate Bisacodyl und Natriumpicosulfat besitzen denselben aktiven Metaboliten. Bisacodyl wird im Gegensatz zu Natriumpicosulfat nach Resorption im Dünndarm in der Leber konjugiert (enterohepatischer Kreislauf), über die Galle ausgeschieden und im Kolon erneut bakteriell dekonjugiert. Natriumpicosulfat

Ballaststoffe/Quellmittel	
Plantago ovata (indischer Flohsamen)	Agiocur® Gran., Agiolax® Ballast Pur Granulat, Flosa®, Kneipp® Abführ Herbagran® Trink-Psyllium Psyllium-Kneipp®, Metamucil® kalorienarm Orange, Mucofalk® Apfel/- Orange/ - Pur Granulat, Plantocur® Gran.
Hydragoge Laxantien	
Anthrachinone (Senna, Aloe)	Depuran® N Kapseln, Kneipp® Wörisetten S Dragees, Kräuterlax® A Kräuter-Dragée, Liquidepur® Abführ-Dosiertablette, Regulax® N, Rheogen® Dragees
Diphenole (Bisacodyl)	Dulcolax® Drg., Laxagetten® Abführtabletten, Laxanin® N Bisacodyl-Dragees 5mg, Laxbene® (Mono), Pyrilax® Abführdragees magensaftres. Dragees
(Natriumpicosulfat)	Abführtropfen-ratiopharm® (Mono), Darmol Pastillen (Mono), Laxoberal® (Mono)
Ricinolsäure	Laxopol®
Osmotische Laxantien	
Salze (Magnesiumsulfat [Glaubersalz]), (Natriumsulfat [Bittersalz])	F.X. Passage® Salz
Zucker (Lactulose, Lactitol)	Bifiteral® Sirup, Eugalac® Lactulosesirup, Lactofalk® Granulat, Importal® Pulver, Tulotract® (Mono)
Alkohole (Sorbitol, Glycerin, Mannitol)	Yal® Lösung
Polyethylenglykol (Macrogol)	Forlax® 4000 Pulver, Isomol® Pulver, Movicol® Pulver
Lokale rektale Entleerungshilfen	
Alkohole (Glycerin)	Milax® 1,0 Zäpfchen, Glycilax®
(Sorbitol)	Microklist® Lösung
Diphenole (Bisacodyl)	Dulcolax® Supp.
CO_2-Bildung (Natriumhydrogenphosphat, Natriumdihydrogenphosphat)	Fleet® Phospho-soda Lösung, Klistier Lösung, 1× klysma salinisch Klistier, Practo-Clyss® Klistier, Lecicarbon® CO_2-Laxans Suppositorien
Prokinetika	
Prostaglandine (Misoprostol)	Cytotec® (keine Zulassung für Obstipation)
Serotoninagonisten (Tegaserod, Prucaloprid)	Zelmac® (noch nicht verfügbar)
Probiotika	
E. coli Nissle 1917	Mutaflor®
Gleitstoffe/Lubrikantien	
Paraffinöl	Obstinol® M Emulsion

Tab. 4.3: Medikamente zur Therapie der Obstipation.

ist ein Bisacodylmolekül, bei dem die Essigsäure durch Schwefelsäure ersetzt wurde; dadurch entfällt der enterohepatische Kreislauf und der Wirkungseintritt ist schneller. Die durchschnittliche Einzeldosierung beträgt für Erwachsene 5-10 mg Bisacodyl bzw. Natriumpicosulfat abends eingenommen. Der Wirkungseintritt wird nach ca. 10 Stunden, nüchtern eingenommen nach ca. 5 Stunden, beobachtet. Bei Bisacodyl Suppositorien beträgt die Normdosierung 10 mg und die Applikation führt nach 15-30 Minuten zu einer Entleerung.

4.3.2.3. Ricinolsäure

Ricinusöl wird heute wegen der drastischen Wirkung nur noch selten eingesetzt. Die Substanz bewirkt bereits im Dünndarm eine Stimulation der Peristaltik. Die Standarddosis beträgt 3-5 g Ricinusöl abends.

4.3.3. Osmotische Laxantien

Die osmotisch wirksamen Laxantien haben gemeinsam, dass sie nicht bzw. kaum im Darm resorbiert werden und dadurch Wasser im Darm binden. Sie lassen sich einteilen in: Salze, Zucker, Alkohole und synthetische Makromoleküle (Polyethylenglykol) (Tab. 4.3.).

4.3.3.1. Salinische Laxantien

Die salinischen Laxantien Natriumsulfat (Glaubersalz) und Magnesiumsulfat (Bittersalz) eignen sich zum vorübergehenden Abführen in akuten Situationen, insbesondere zur Verhütung einer Substanzresorption bei einer Intoxikation mit Medikamenten. Bei chronischer Anwendung ist Vorsicht geboten, da es zu einer teilweisen Resorption von Natrium bzw. Magnesium kommen kann; dieses Risiko ist bei eingeschränkter Nierenfunktion verstärkt. Die Standardeinzeldosis beträgt 7.5-15 g in 0,25 l Wasser aufgenommen.

4.3.3.2. Zucker

In der Gruppe der nicht absorbierbaren Zucker besitzt das synthetische Disaccharid Lactulose die größte Bedeutung. Lactulose wird im Dünndarm durch die Disaccharidasen nicht in seine Bestandteile Galactose und Fructose gespalten, sondern gelangt unverändert ins Kolon, wo es der bakteriellen Fermentierung unterliegt. Dieser bakterielle Abbau bildet die Basis für die wichtigste Neben-

wirkung, nämlich das Auftreten von Blähungen (Meteorismus und Flatulenz). Daneben wird der süßliche Geschmack von Lactulose bisweilen als störend empfunden, dieser ist bei Lactitol geringer ausgeprägt. Lactulose ist ansonsten relativ nebenwirkungsarm und ist geeignet zur Stuhlregulation bei milder chronischer Obstipation sowie zur Prophylaxe und Therapie der hepatischen Enzephalopathie (Avery et al, 1972).

Die Dosierung von Lactulose orientiert sich am Erfolg; als Ziel sind ein bis zwei weiche Stühle pro Tag anzustreben. Hierbei ist die Dosis allmählich zu steigern, um das Auftreten von Blähungen zu reduzieren. Der abführende Effekt tritt nach 2-10 Stunden ein, bei ungenügender Dosierung können bis zum ersten Stuhlgang 24-48 Stunden vergehen. Die Standarddosis beträgt 10-20 g täglich.

4.3.3.3. Alkohole

Der kaum resorbierbare Alkohol Sorbitol wird als Lösung zur Vorbereitung von diagnostischen und operativen Maßnahmen an Rektum und Sigma sowie zur Einleitung der Behandlung einer Obstipation in hartnäckigen Fällen eingesetzt. Glycerol wird in erster Linie in Form von Suppositorien oder als Klistier zur Darmentleerung vor rektalen Untersuchungen angewendet. Mit einem Wirkungseintritt ist nach 20-30 Minuten zu rechnen.

4.3.3.4. Polyethylenglykol (Macrogol)

Laxantien auf der Macrogol-Basis sind Plasmaisoosmolare Elektrolytlösungen, die das synthetische hochmolekulare Polyethylenglykol (PEG, Molekulargewicht 3350) enthalten. Polyethylenglykol wird intestinal praktisch nicht resorbiert und weder durch körpereigene Enzyme noch bakteriell metabolisiert (Hammer et al, 2000). Es bindet Wasser einerseits durch seine osmotische Aktivität und andererseits direkt mit Hilfe von Wasserstoffbrücken in Form einer Hydrathülle. PEG beschleunigt die Dünndarmtransitzeit sowie die Transitzeit durch das proximale und das gesamte Kolon bei gesunden Probanden (Hammer et al, 1998a, Hammer et al, 1998b). Auch bei Patienten mit chronischer Obstipation wird die gastrointestinale Transitzeit beschleunigt (Klauser et al, 1995, Corazziari et al, 1996).

Mit balancierten Macrogol-Elektrolytlösungen ist es möglich, dosisabhängig eine Steigerung des Darmtransits bzw. eine Darmreinigung zu erreichen, ohne dass es zu nennenswerten Elektrolytverschiebungen kommt (Corazziari et al, 2000, Hammer et al, 2000). Das Stuhlgewicht lässt sich mit PEG im Gegensatz zu Lactulose dosisabhängig linear steigern (Hammer et al, 1989). Macrogol wurde zunächst als Spüllösung für die Darmreinigung vor diagnostischen und operativen Eingriffen eingesetzt (DiPalma et al, 1989, Berry et al, 1994, Seifert et al, 1997, Sharma et al, 1997). Mittlerweile hat sich der Einsatz von Macrogol wegen der guten Verträglichkeit und Wirksamkeit auch zur Behandlung der Obstipation und Koprostase bewährt (Klauser et al, 1995, Tiongco et al, 1997, Corazziari et al, 2000, DiPalma et al, 2000, Hammer et al, 2000, Lasch et al, 2000).

Macrogol steht als Fertiglösung mit Elektrolyten (Oralav®) oder in Pulverform ohne Elektrolyte (Forlax®) bzw. mit Elektrolyten (Endofalk®, Klean-Prep®, Isomol®, Movicol®) zur Zubereitung mit Wasser zur Verfügung. Forlax®, Isomol®, Movicol® sind zur Therapie der Obstipation zugelassen. Die minimal wirksame Dosis zur Behandlung der Obstipation wurde mit 17 g PEG täglich angegeben (DiPalma et al, 2000). Die Dosierung sollte jedoch individuell so gewählt werden, dass etwa ein weicher Stuhl pro Tag erzielt wird; hierfür werden im Durchschnitt 17.5 g PEG benötigt (Corazziari et al, 2000).

Als Nachteil der Macrogol-Lösungen wird nicht selten der unangenehme Geschmack der Trinklösung angegeben. Mittlerweile stehen verschiedene Geschmacksrichtungen (z.B. mit Vanille-Aroma) zur Verfügung, so dass dieses Problem minimiert werden konnte. Im Vergleich zur Lactulosetherapie werden unter Macrogol seltener Blähungen und Meteorismus bei besserer Wirksamkeit beobachtet (Attar et al, 1999).

4.3.4. Lokale rektale Entleerungshilfen

Lokale rektale Entleerungshilfen werden zur Darmreinigung vor rektoskopischen Untersuchungen, zur Therapie von harten Kotballen im Rektum sowie als Kombinationsbehandlung ergänzend zur oralen Therapie bei akuter Obstipation eingesetzt. Hierzu stehen unterschiedliche pharmakologische Wirkprinzipien in Form von Suppositorien oder Klysmen zur Verfügung (Tab. 4.3.). Glycerinhaltige Suppositorien (Milax®, Glycilax®) und Sorbitol-Klystiere (Microklist®) sind

osmotisch wirksam. Der Defäkationsreiz wird durch Suppositorien mit CO_2-Bildung (Natriumhydrogencarbonat, Natriumdihydrogenphosphat) ausgelöst. Die Wirkung von lokalen rektalen Entleerungshilfen setzt in der Regel nach 30-60 Minuten ein.

4.3.5. Prokinetika

Die Gruppe der Prokinetika spielt zur Zeit keine nennenswerte Rolle in der Therapie der Obstipation. In seltenen Fällen wurde bisher Cisaprid zur Therapie von speziellen Formen der Obstipation empfohlen, da es im ganzen GI-Trakt prokinetisch wirkt und den Dünndarmtransit und die Kolonpassage beschleunigt (Schmidbaur et al, 1999). Allerdings ruht seit Juni 2000 die Zulassung für Cisaprid. Das synthetische Prostaglandin E-1 Analogon Misoprostol besitzt als häufige, dosisabhängige Nebenwirkung die Induktion einer Diarrhö. Dies beruht auf der Induktion von MMCs im Jejunum und der Förderung der intestinalen Sekretion. Eine Indikation für den klinischen Einsatz als Laxans besteht bisher nicht. Neue Hoffnungen werden auf in der klinischen Erprobung befindliche 5-HT4-Rezeptoragonisten (Tegaserod, Prucalopid; s. Kap. 3.3.) gesetzt. In einer kontrollierten Studie bei Patienten mit Obstipations-dominiertem Reizdarmsyndrom war Tegaserod wirksam (Prather et al, 2000). Es müssen allerdings für eine endgültige Bewertung dieser Substanz erst weitere Studien abgewartet werden.

4.3.6. Probiotika

Probiotika in Form von Bakterienpräparaten (*E. coli Nissle 1917*) werden zur Behandlung des Reizdarmsyndroms eingesetzt (Hotz et al, 1999), ohne dass dazu Studien vorliegen. Hingegen belegen zwei kontrollierte Studien eine gewisse Wirksamkeit bei chronischer Obstipation (Bruckschen et al 1994; Möllenbrinck et al 1994).

4.3.7. Gleitstoffe/Lubrikantien

Gleitstoffe (Lubrikantien) besitzen nur eine milde laxierende Wirkung. In dieser Gruppe findet Paraffinöl (Obstinol®) Anwendung (Tab. 4.3.), es ist nur für die kurzfristige Gabe in einer Dosierung von 30-60 ml (10-20 g Paraffin) geeignet. Bei langfristiger Einnahme besteht die Möglichkeit einer verminderten Resorption fettlöslicher Vitamine und einer Lipidpneumonie (Gondouin et al 1996).

4.4. Spezielle Aspekte in der Anwendung von Laxantien

4.4.1. Anwendung von Laxantien zur Darmreinigung vor diagnostischen und operativen Eingriffen

Die Anforderungen an eine Darmvorbereitung vor Koloskopien, Kolonkontrasteinläufen und abdominalchirurgischen Eingriffen können sich im Detail unterscheiden. So kann bei gleicher Säuberung des Darmes die Benetzbarkeit der Schleimhaut bei unterschiedlichen Vorbereitungsarten variieren; dies spielt eine Rolle beim Kolonkontrasteinlauf, ist aber bei Koloskopie und präoperativer Vorbereitung unerheblich. Generell gelten folgende Anforderungen bei der Vorbereitung des Dickdarms vor diagnostischen und therapeutischen Eingriffen (Hammer et al, 2000):

- effektive Säuberung
- einfache und möglichst angenehme Durchführung für den Patienten
- hohe Sicherheit
- keine Schädigung der Darmschleimhaut
- niedriger Preis

Diese Ziele werden derzeit von keinem Verfahren vollständig erreicht, weshalb Kompromisse eingegangen werden müssen.

Bei der Darmvorbereitung zur Koloskopie hat sich die Verwendung von PEG- (Macrogol-) haltigen Trinklösungen weitgehend durchgesetzt (DiPalma et al, 1989, Berry et al, 1994, Cittadini et al, 1999, Hammer et al, 2000). Hierzu darf der Patient ab Mittag des Vortages der Untersuchung nur noch flüssige Kost zu sich nehmen und muss 3-4 l einer PEG-Elektrolytlösung (z.B. Oralav®, Endofalk®, Klean-Prep®) trinken. Davon können 2 l am Morgen des Untersuchungstages getrunken werden. Der Patient kann den Erfolg der Maßnahme anhand der Stuhlbeschaffenheit selbst kontrollieren. Es sollte nur noch klare Flüssigkeit ausgeschieden werden, ansonsten ist die Trinkmenge zu erhöhen. Bei Patienten, die die Lösung nicht trinken können, kann die Spüllösung auch über eine Magensonde verabreicht werden. Hierfür ist eine Infusionsdauer von etwa 4 Stunden angemessen. Hauptnachteil der PEG-Lösungen ist die Belästigung des Patienten durch die große Trinkmenge

und den salzigen Geschmack. Dadurch treten gelegentlich Übelkeit und Erbrechen auf. PEG-Lösungen stellen jedoch ein effektives und sicheres Verfahren zur Darmreinigung dar. Es werden keine nennenswerten Elektrolyt- und Volumenverschiebungen beobachtet und es kommt nicht zur Irritation der Darmmukosa. Die Verwendung von hydragog wirksamen Laxantien (z.B. X-Prep®, Prepacol®) zur Koloskopievorbereitung wird nur noch selten eingesetzt, da hiermit eine schlechtere Darmreinigung erzielt wird (Berry et al, 1994, Sharma et al, 1997, Sharma et al, 1998). Jedoch kann durch Kombination von hydragog wirksamen Laxantien die benötigte PEG-Lösungsmenge reduziert werden.

Zur präoperativen Darmvorbereitung haben sich ebenfalls isoosmotische PEG-Elektrolytlösungen bewährt, während orthograde Darmspülungen mit Elektrolytlösungen und hydragog wirksame Laxantien seltener Anwendung finden (Seifert et al, 1997). PEG-Elektrolytlösungen werden am Vortag der Operation entweder als Trinklösung (ca. 4 l, z.B. Oralav®, Klean-Prep®) oder über eine Magensonde verabreicht. Bei der Anwendung von stark wirksamen (hydragogen) Laxantien werden Senna-Präparate (z.B. 120 mg X-Prep®) oder Bisacodyl (z.B. 20 mg Dulcolax®) am Vortag der Operation eingesetzt. Häufig werden diese mit 1.5 bis 3 l stillem Wasser kombiniert. Hauptnachteil der hydragogen Laxantien ist die Häufung postoperativer infektiöser Komplikationen (Wolters et al, 1994). Als Alternativen zu PEG-Lösungen wurden salinische Laxantien (z.B. Natriumphosphat) propagiert, welche einen besseren Geschmack haben und weniger Trinkmenge erfordern. Obwohl Natriumphosphat-Lösungen eine gute Effektivität und eine hohe Patientenakzeptanz erreichen, ist davon abzuraten, da es zu schweren Nebenwirkungen mit deutlichen Verschiebungen im Elektrolyt- und Säure-Basenhaushalt gekommen ist.
Zur Vorbereitung des Darmes für den Doppelkontrast-Bariumeinlauf werden meist hydragog wirksame Laxantien (z.B. X-Prep®), alleine oder in Kombination mit Magnesiumsalzen, empfohlen (Bartram, 1994, Lai et al, 1996). Magnesiumsulfat begünstigt die Schleimhautbenetzung durch Barium (Cittadini et al, 1999a). Wahrscheinlich wird die Viskosität der Bariumsuspension durch das Magnesiumsalz erhöht.

4.4.2. Therapie der chronischen Obstipation bei geriatrischen Patienten

Obstipation gehört zu den vom älteren Menschen am häufigsten genannten Beschwerden (Holt, 1997; Füsgen, 2000). Bei Pflegebedürftigen sind weit über 50 % der Patienten von Obstipation betroffen. Die Häufigkeit der Einnahme von Laxantien steigt mit dem Lebensalter. Bis zu 75 % der Älteren im Krankenhaus oder in Pflegeheimen erhalten Laxantien. Die Ätiologie der Obstipation der Älteren ist multifaktoriell (Füsgen, 2000). Hierzu zählen physiologische Veränderungen im Alter wie eine Abnahme der Rektumsensibilität mit verzögerter Auslösung des Rektumreflexes und ein verminderter Ruhedruck des Analkanals, während die Kolonfunktion im wesentlichen unverändert ist. Die häufig beim Älteren zu beobachtende geringere Flüssigkeitszufuhr und die zu geringe Ballaststoffzufuhr können ebenfalls zur Obstipation beitragen. Desweiteren spielen die meist eingeschränkte körperliche Aktivität eine begünstigende Rolle. Im Alter treten auch gehäuft Erkrankungen auf, die die Kolonmotilität beeinflussen (z.B. M. Parkinson) und es liegt häufig eine Multimorbidität vor. Schließlich spielt die Einnahme potentiell obstipierender Medikamente im Alter eine große Rolle (s. Kap. 1.).

Die Therapie der Obstipation beim älteren Menschen wird durch den Schweregrad der Symptome, die bestehende Multimorbidität und die zugrunde liegenden Ursachen beeinflusst. Die symptomatische Therapie hat das Ziel, die Lebensqualität zu verbessern und Komplikationen wie eine Koprostase zu verhindern. Hierzu ist ein Stufenplan (Tab. 4.4) sinnvoll, wobei Allgemeinmaßnahmen (Aufklärung, Toilettentraining), Mobilisation und Ernährungsumstellung die Grundlage bilden. Zur medikamentösen Therapie kann die Kombination eines oralen Laxans mit einer rektalen Entleerungshilfe sinnvoll sein. Als Laxans der ersten Wahl bieten sich PEG- (Macrogol-) Elektrolyttrinklösungen (Movicol®, Isomol®) an, da sie effektiv, gut steuerbar und nebenwirkungsarm sind. Auch die Koprostase lässt sich erfolgreich behandeln (Culbert et al., 1998). Hydragog wirksame Laxantien sind eher zur intermittierenden oder Akuttherapie der Obstipation geeignet. Lactulose eignet sich auch zur chronischen Therapie beim älteren Menschen, wird aber häufig wegen der blä-

henden Wirkung und der schlechteren Steuerbarkeit weniger akzeptiert. Wenn Beschwerden bei der Defäkation im Vordergrund stehen, sind rektale Entleerungshilfen (z.B. Glycerinsuppositorien) empfehlenswert.

- Allgemeinmaßnahmen (siehe Tab. 4.1)
- Aktivierung: körperlich und geistig
- Ernährung (Ballaststoffe, Trinkmenge)
- Laxantien

Tab. 4.4: Behandlung der Obstipation beim älteren Menschen (nach Füsgen, 2000).

Die unbehandelte chronische Obstipation beim älteren Menschen kann zu ernsthaften Komplikationen führen (Holt, 1997). Starkes Pressen beim Stuhlgang kann akut über einen Anstieg der Herzfrequenz zur Auslösung eines Angina pectoris Anfalles oder eines zerebrovaskulären Ereignisses führen. Chronisch begünstigt das vermehrte Pressen das Auftreten einer Intussuszeption oder einer Rektozele. Daneben kann die chronische Obstipation zur Koprostase und möglicherweise zur Ausbildung eines Megakolons führen.

4.4.3. Therapie der chronischen Obstipation bei neurologischen Erkrankungen

Zahlreiche neurologische Erkrankungen können mit einer Obstipation einhergehen, wobei die Ursache zerebral, spinal, peripher, neuromuskulär oder enterisch lokalisiert sein kann. Zu den häufigsten zerebralen Genesen zählen Apoplex, M. Parkinson und Multiple Sklerose. Nach einem Schlaganfall wird häufig eine ausgeprägte Obstipation beobachtet. Hierbei spielen die Schädigung der zerebralen vegetativen Regulation und die Immobilisation eine wichtige pathogenetische Rolle. Störungen des Gastrointestinaltraktes sind die häufigsten vegetativen Auffälligkeiten beim M. Parkinson. Bis zu 80 % der Erkrankten leiden an Obstipation; komplizierend kann ein Megakolon oder eine Pseudoobstruktion auftreten. Bei M. Parkinson liegt sowohl ein verzögerter Kolontransit als auch eine Defäkationsstörung vor (Edwards et al, 1994). Desweiteren wirken die dopaminergen und anticholinergen Anti-Parkinsonmittel hemmend auf den Darmtransit. Bei der Multiplen Sklerose kann die Störung auf allen Ebenen der nervalen Versorgung liegen. Besonders schwierig zu therapieren ist die Obstipation bei spinalen Herden, am häufigsten Querschnittslähmung. Die wichtigste peripher neuronale Störung ist die Polyneuropathie, wobei der Diabetes mellitus die führende Ursache ist (Battle et al, 1980). Als Manifestation der diabetischen autonomen Neuropathie werden eine Gastroparese, Motilitätsstörungen, Obstipation, Diarrhö und Inkontinenz in variabler Ausprägung gefunden. Auch bei der Amyloidose werden häufig gastroenterologische Störungen beobachtet. Zu den selteneren Erkrankungen mit Obstipation zählen neuromuskuläre Erkrankungen und Erkrankungen des enterischen Nervensystems (M. Hirschsprung).

Die Therapie der Obstipation bei neurologischen Erkrankungen ist meist symptomatisch und richtet sich nach dem Schweregrad der Symptomatik und der Lokalisation der neurologischen Störungen. Allgemeinmaßnahmen (Tab. 4.1) sind alleine nicht ausreichend. Für die medikamentöse Therapie werden Anthrachinone, Diphenole und isoosmotische PEG-Elektrolytlösungen empfohlen. Die Dosis ist individuell so anzupassen, dass regelmäßig weiche aber nicht flüssige Stühle entleert werden. Bei verminderter Rektumsensibilität sind Ballaststoffe und lokale Entleerungshilfen erfolgversprechend. Bei verzögertem Transit sind hydragoge Laxantien und PEG-Elektrolytlösungen einsetzbar.

4.5. Differentialtherapie der Obstipation

Sind die Ursachen der Obstipation bekannt und lassen sie sich ausschalten, ist dies die adäquate Therapie. Häufig ist dies jedoch nicht der Fall. Die Therapie mit Laxantien sollte sich am Schweregrad der Symptomatik orientieren. Wenn ein Laxans so dosiert wird, dass ein Stuhl mit physiologischer Konsistenz (weich, aber nicht flüssig) ausgeschieden wird, dann besteht kein Risiko von unphysiologischen Flüssigkeits- oder Elektrolytverlusten oder eine Schädigung des Darmes (Hitzenberger, 1999). Bei rationaler und indikationsgerechter Anwendung sind Laxantien sichere Arzneimittel. Eine Diagnostik, die darauf abzielt, die Art der Obstipation genauer einzugrenzen, ist im Hinblick auf eine differenzierte Therapie sinnvoll (Tab. 4.5). Die Notwendigkeit der Therapie sollte immer wieder überprüft werden und als Ergänzung zu den Allgemeinmaßnahmen gesehen werden. Eine Nichtbehandlung der Obstipation kann zu Komplikationen führen, z.B. Stuhlimpaktion mit Überlaufinkontinenz, Beckenbodensenkung und Pudendusschädigung durch starkes Pressen. Eine weitere schwerwiegende Komplikation stellt ein Ileus dar. Eine Obstipation sollte daher nicht ignoriert werden.

Als Basis der Langzeitbehandlung sind Ballaststoffe zu empfehlen. Besonders bei rektalen Formen der Obstipation und bei normaler Transitzeit sind diese hilfreich. Dagegen ist deren Einsatz bei im-

	Ballaststoffe	Lactulose	PEG-Elektrolytlösung	Hydragoge Laxantien	Rektale Entleerungshilfen
Verzögerter Transit	(+)		+	+	
Anismus			+	+	+
Intussuszeption	(+)	+	+		+
Rektozele	+				+
Verminderte Rektumsensibilität	+		+		+
Passagere Obstipation	(+)	+	+	+	+
Idiopatische Obstipation	+	+	+		
Ältere Patienten	+	+	+	+	+

Tab. 4.5: Differentialtherapie der Obstipation (modifiziert nach Müller-Lissner et al, 1989).

mobilisierten Patienten und bei intestinaler Pseudoobstruktion nicht indiziert.

Bei verzögertem Transit sind in erster Linie osmotische Laxantien (PEG 3350-Elektrolytlösungen) und hydragoge Laxantien wirksam. Bei der Behandlung aller Formen der funktionellen rektalen Störung (Anismus, Intussuszeption, Rektozele) ist das wichtigste Therapieziel, den Einsatz der Bauchpresse bei der Defäkation zu vermeiden. Unterstützend können hier rektale Entleerungshilfen eingesetzt werden. Liegt eine Defäkationsstörung im Zusammenhang mit der Sphinkterkoordination vor, ist ein Biofeedback Training hilfreich. Diese Therapie ist allerdings kosten- und personalintensiv, so dass sie nur für ausgewählte, motivierte Patienten erfolgversprechend erscheint. Bei therapierefraktären Patienten kann eine Psychotherapie erwogen werden. Psychische Faktoren können für das gestörte Stuhlverhalten mitverantwortlich sein (übersteigertes Kontinenzverhalten, retentive Verhaltensstruktur, ausgeprägtes Ekelgefühl beim Stuhlgang).

Bei verminderter Rektumsensibilität kommt der Steigerung der Rektumfüllung eine besondere Rolle zu, deshalb sind Ballaststoffe indiziert, die mit rektalen Entleerungshilfen kombiniert werden können. Bei allen vorübergehenden Formen der Obstipation (z.B. ausgelöst durch Analfissuren, Reisen, oder postoperativ) können alle Laxantien bedenkenlos eingesetzt werden. Bei älteren Patienten sind abhängig von den auslösenden Faktoren Laxantien und rektale Entleerungshilfen einsetzbar. Bei allen Laxantien ist eine intermittierende Behandlung oft ausreichend und deren Notwendigkeit sollte immer wieder überprüft werden.

In Ausnahmefällen bei Patienten mit schwerem langsamen Transit können chirurgische Maßnahmen (z.B.Kolonresektion) erforderlich werden, wobei die Ergebnisse nicht immer überzeugen (Hitzenberger, 1999). Bei den rektalen Formen der Obstipation mit innerem Prolaps oder Rektozele kann ebenfalls eine chirurgische Behandlung notwendig sein. Voraussetzung für jede chirurgische Therapie ist eine ausführliche funktionelle Diagnostik.

4.6. Literatur

Attar A, Lemann M, Ferguson A, Halphen M, Boutron MC, Flourie B, Alix E, Salmeron M, Guillemot F, Chaussade S, Menard AM, Moreau J, Naudin G, Barthet M: Comparison of a low dose polyethylene glycol electrolyte solution with lactulose for treatment of chronic constipation. Gut 1999; 44: 226-30

Avery GS, Davies EF, Brogden RN: Lactulose: a review of its therapeutic and pharmacological properties with particular reference to ammonia metabolism and its mode of action of portal systemic encephalopathy. Drugs 1972; 4: 7-48

Badiali D, Corazziari E: Use of low dose polyethylene glycol solutions in the treatment of functional constipation. Ital.J.Gastroenterol.Hepatol. 1999; 31 Suppl 3:S245-8: S245-S248

Bartram CI: Bowel preparation—principles and practice. Clin.Radiol. 1994; 49: 365-7

Battle WM, Snape WJ, Jr., Alavi A, Cohen S, Braunstein S: Colonic dysfunction in diabetes mellitus 1. Gastroenterology 1980; 79: 1217-21

Berry MA, DiPalma JA: Review article: orthograde gut lavage for colonoscopy. Aliment.Pharmacol.Ther. 1994; 8: 391-5

Bruckschen E, Horosiewicz H. Chronische Obstipation. Vergleich von mikrobiologischer Therapie und Lactulose. Münch. med. Wschr. 1994; 136: 241-5

Cittadini G, Sardanelli F, De Cicco E, Valle M, Rosso E, Parodi RC: Bowel preparation for the double-contrast barium enema: how to maintain coating with cleansing? Clin.Radiol. 1999; 54: 216-20

Cittadini G, Sardanelli F, De Cicco E, Valle M, Rosso E: Do magnesium ions influence barium mucosal coating of the large bowel? Eur.Radiol. 1999; 9: 1135-1138

Corazziari E, Badiali D, Bazzocchi G, Bassotti G, Roselli P, Mastropaolo G, Luca MG, Galeazzi R, Peruzzi E: Long term efficacy, safety, and tolerability of low daily doses of isosmotic polyethylene glycol electrolyte balanced solution (PMF-100) in the treatment of functional chronic constipation. Gut 2000; 46: 522-6

Corazziari E, Badiali D, Habib FI, Reboa G, Pitto G, Mazzacca G, Sabbatini F, Galeazzi R, Cilluffo T, Vantini I, Bardelli E, Baldi F: Small volume isosmotic polyethylene glycol electrolyte balanced solution (PMF-100) in treatment of chronic nonorganic constipation. Dig.Dis.Sci. 1996; 41: 1636-42

Culbert P, Gillett H, Fergueson A. Highly effective oral therapy (polyethylene glycol/electrolyte solution) for faecal impaction and severe constipation. Clin. Drug Invest. 1998; 16: 355-360

Curless R, Frech J, Williams GV, James OFW. Comparison of gastrointestinal symptoms in colorectal carcinoma patients and community controls with respect to age. Gut 1994; 35: 1267-70

De Lillo AR, Rose S: Functional bowel disorders in the geriatric patient: constipation, fecal impaction, and fecal incontinence. Am.J.Gastroenterol. 2000; 95: 901-5

DiPalma JA, Brady CE, III: Colon cleansing for diagnostic and surgical procedures: polyethylene glycol-electrolyte lavage solution. Am.J.Gastroenterol. 1989; 84: 1008-16

DiPalma JA, DeRidder PH, Orlando RC, Kolts BE, Cleveland MB: A randomized, placebo-controlled, multicenter study of the safety and efficacy of a new polyethylene glycol laxative. Am.J.Gastroenterol. 2000; 95: 446-50

Eastwood MA, Robertson JA, Brydon WG, MacDonald D: Measurement of water-holding properties of fibre and their faecal bulking ability in man. Br.J.Nutr. 1983; 50: 539-47

Edwards LL, Quigley EM, Harned RK, Hofman R, Pfeiffer RF: Characterization of swallowing and defecation in Parkinson's disease. Am.J.Gastroenterol. 1994; 89: 15-25

Erckenbrecht, J. F. Epidemiologie der Obstipation. Z.Gastroenterol. 2000;Suppl. 1: 3-5.

Francis CY, Whorwell PJ: Bran and irritable bowel syndrome: time for reappraisal. Lancet 1994; 344: 39-40

Freedman MD, Schwartz HJ, Roby R, Fleisher S: Tolerance and efficacy of polyethylene glycol 3350/electrolyte solution versus lactulose in relieving opiate induced constipation: a double- blinded placebo-controlled trial. J.Clin.Pharmacol. 1997; 37: 904-7

Füsgen I. Obstipation bei geriatrischen Patienten. Z.Gastroenterol. 2000;Suppl.1:17-19

Gattuso JM, Kamm MA: Adverse effects of drugs used in the management of constipation and diarrhoea. Drug Saf 1994; 10: 47-65

Gondouin A, Manzoni Ph, Ranfaing E, Brun J, Cadranel J, Sadoun D, Cordier JF, Depierre A, Dalphin JC. Exogenous lipid pneumonia: a retrospective multicentre study of 44 cases in France. Eur Respir J 1996; 9: 1463-9

Hammer HF, Santa Ana CA, Schiller LR, Fordtran JS: Studies of osmotic diarrhea induced in normal subjects by ingestion of polyethylene glycol and lactulose. J.Clin.Invest 1989; 84: 1056-62

Hammer HF, Hammer J, Gasche C: Polyäthylenglykol (Macrogol) - Übersicht über seine Verwendung in der Diagnostik und Therapie gastroenterologischer Erkrankungen. Wien.Klin.Wochenschr. 2000; 112: 53-60

Hammer J, Hammer K, Kletter K: Lipids infused into the jejunum accelerate small intestinal transit but delay ileocolonic transit of solids and liquids. Gut 1998a; 43: 111-6

Hammer J, Lang K, Kletter K: Accelerated right colonic emptying after simulated upper gut hemorrhage. Am.J.Gastroenterol. 1998b; 93: 628-31

Hitzenberger G: Konsensuspapier - Obstipation und Laxantien. Wien, 24. Februar 1999. Wien.Med.Wochenschr. 1999; 149: 174-7

Holt PR. Constipation and fecal incontinence in the elderly. Gastrointestial Dis. Today 1997;6: 9-18

Hotz J, Enck P, Goebell H, Heymann-Monnikes I, Holtmann G, Layer P: Konsensusbericht: Reizdarmsyndrome - Definition, Diagnosesicherung, Pathophysiologie und Therapiemöglichkeiten. Konsensus der Deutschen Gesellschaft für Verdauungs- und Stoffwechselkrankheiten. Z.Gastroenterol. 1999; 37: 685-700

Hsu CW, Imperiale TF: Meta-analysis and cost comparison of polyethylene glycol lavage versus sodium phosphate for colonoscopy preparation. Gastrointest.Endosc. 1998; 48: 276-82

Klauser, A. G., Peyerl, C, Schindlbeck, N. E., Müller-Lissner, S. A. Nutrition and physical activity in chronic constipation. Eur.J.Gastroenterol.Hepatol. 4, 227-233. 1992.

Klauser AG, Muhldorfer BE, Voderholzer WA, Wenzel G, Muller-Lissner SA: Polyethylene glycol 4000 for slow transit constipation. Z.Gastroenterol. 1995; 33: 5-8

Lai AK, Kwok PC, Man SW, Lau RS, Chan SC: A blinded clinical trial comparing conventional cleansing enema, Pico-salax and Golytely for barium enema bowel preparation. Clin.Radiol. 1996; 51: 566-9

Lasch HM, Bozymski EM: A new weapon for the arsenal in the war against constipation? Am.J.Gastroenterol. 2000; 95: 341-2

Möllenbrinck M, Bruckschen E. Behandlung der chronischen Obstipation mit physiologischen Escherichia-coli-Bakterien. Med. Klin. 1994; 89: 587-93

Müller-Lissner SA: Effect of wheat bran on weight of stool and gastrointestinal transit time: a meta analysis. Br.Med.J. 1988; 296: 615-7

Müller-Lissner S: Diagnose und Therapie der Obstipation. Schweiz.Rundsch.Med.Prax. 1998; 87: 1645-8

Müller-Lissner SA, Akkermans LMA: Chronische Obstipation und Stuhlinkontinenz. Springer, Berlin Heidelberg New York, 1989

Nusko G, Schneider B, Schneider I, Wittekind C, Hahn EG: Anthranoid laxative use is not a risk factor for colorectal neoplasia: results of a prospective case control study. Gut 2000; 46: 651-5

Petticrew M, Watt I, Brand M: What's the 'best buy' for treatment of constipation? Results of a systematic review of the efficacy and comparative efficacy of laxatives in the elderly. Br.J.Gen.Pract. 1999; 49: 387-93

Prather CM, Camilleri M, Zinsmeister AR, McKinzie S, Thomforde G: Tegaserod accelerates orocecal transit in patients with constipation- predominant irritable bowel syndrome. Gastroenterology 2000; 118: 463-8

Schäfer, R. Ballaststoffe in der Therapie der Obstipation. Z.Gastroenterol. suppl. 1, 28-32. 2000.

Schmidbaur W, Wienbeck M: Alimentäre und medika-mentöse Therapie der chronischen Obstipation. Zen-tralbl.Chir 1999; 124: 825-32

Seifert JK, Junginger T: Standards und Kontroverses in der präoperativen Darmvorbereitung. Zentralbl.Chir 1997; 122: 29-33

Sharma VK, Steinberg EN, Vasudeva R, Howden CW: Randomized, controlled study of pretreatment with ma-gnesium citrate on the quality of colonoscopy prepara-tion with polyethylene glycol electrolyte lavage solution. Gastrointest.Endosc. 1997; 46: 541-3

Sharma VK, Chockalingham SK, Ugheoke EA, Kapur A, Ling PH, Vasudeva R, Howden CW: Prospective, rando-mized, controlled comparison of the use of polyethylene glycol electrolyte lavage solution in four-liter versus two-liter volumes and pretreatment with either magnesium citrate or bisacodyl for colonoscopy preparation. Gast-rointest.Endosc. 1998; 47: 167-71

Thompson WG: Laxatives: clinical pharmacology and rational use. Drugs 1980; 19: 49-58

Thompson WG, Longstreth GF, Drossman DA, Heaton KW, Irvine EJ, Müller-Lissner SA: Functional bowel dis-orders and functional abdominal pain. Gut 1999; 45 Suppl 2: II43-II47

Tiongco FP, Tsang TK, Pollack J: Use of oral GoLytely so-lution in relief of refractory fecal impaction. Dig.Dis.Sci. 1997; 42: 1454-7

Valverde A, Hay JM, Fingerhut A, Boudet MJ, Petroni R, Pouliquen X, Msika S, Flamant Y: Senna vs polyethylene glycol for mechanical preparation the evening before elective colonic or rectal resection: a multicenter con-trolled trial. French Association for Surgical Research. Arch.Surg. 1999; 134: 514-9

Voderholzer WA, Schatke W, Muhldorfer BE, Klauser AG, Birkner B, Muller-Lissner SA: Clinical response to dietary fiber treatment of chronic constipation. Am.J.Gastroenterol. 1997; 92: 95-8

Wolters U, Keller HW, Sorgatz S, Raab A, Pichlmaier H. Prospective randomized study of preoperative bowel cle-ansing for patients undergoing colorectal surgery. Br.J.Surg. 1994;81: 598-600

Index

Index

Klinische
Lehrbuchreihe

. . . Kompetenz und Didaktik!

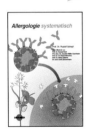

Allergologie systematisch

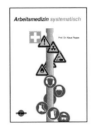

Arbeitsmedizin systematisch

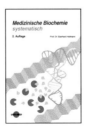

Medizinische Biochemie systematisch

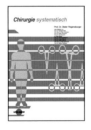

Chirurgie systematisch

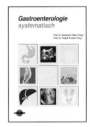

Gastroenterologie systematisch

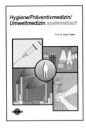

Hygiene/Präventivmedizin/ Umweltmedizin systematisch

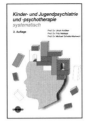

Kinder- und Jugendpsychiatrie und -psychotherapie systematisch

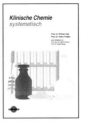

Klinische Chemie systematisch

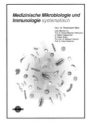

Medizinische Mikrobiologie und Immunologie systematisch

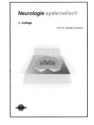

Neurologie systematisch

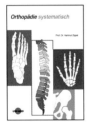

Orthopädie systematisch

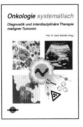

Onkologie systematisch

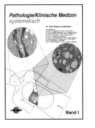

Pathologie/Klinische Medizin systematisch

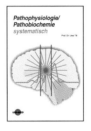

Pathophysiologie/ Pathobiochemie systematisch

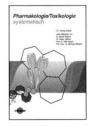

Pharmakologie/Toxikologie systematisch

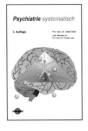

Psychiatrie systematisch

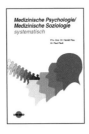

Medizinische Psychologie/ Medizinische Soziologie systematisch

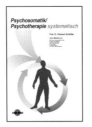

Psychosomatik/ Psychotherapie systematisch

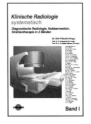

Klinische Radiologie systematisch

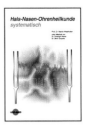

Hals-Nasen-Ohrenheilkunde systematisch

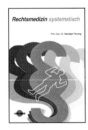

Rechtsmedizin systematisch

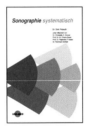

Sonographie systematisch

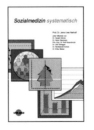

Sozialmedizin systematisch

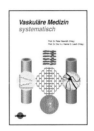

Vaskuläre Medizin systematisch

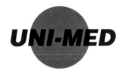

UNI-MED

Die Wissenschaftsreihe bei UNI-MED

Diagnostik•Therapie•Forschung

...und ständig aktuelle Neuerscheinungen!

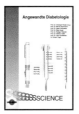
Angewandte Diabetologie

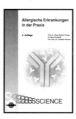
Allergische Erkrankungen in der Praxis

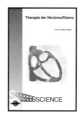
Therapie der Herzinsuffizienz

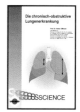
Die chronisch-obstruktive Lungenerkrankung

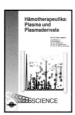
Hämotherapeutika: Plasma und Plasmaderivate

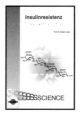
Insulinresistenz

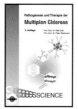
Pathogenese und Therapie der Multiplen Sklerose

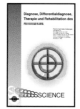
Diagnose, Differentialdiagnose, Therapie und Rehabilitation des Peripheralkreis

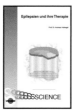
Epilepsien und ihre Therapie

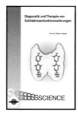
Diagnostik und Therapie von Schilddrüsenfunktionsstörungen

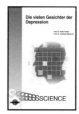
Die vielen Gesichter der Depression

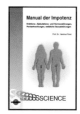
Manual der Impotenz

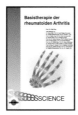
Basistherapie der rheumatoiden Arthritis

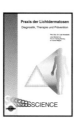
Praxis der Lichtdermatosen
Diagnostik, Therapie und Prävention

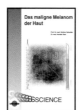
Das maligne Melanom der Haut

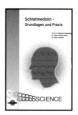
Schlafmedizin - Grundlagen und Praxis

SSSSSSSCIENCE

UNI-MED

UNI-MED Verlag AG • Kurfürstenallee 130 • D-28211 Bremen
Telefon: 0421/2041-300 • Telefax: 0421/2041-444
e-mail: info@uni-med.de • Internet: http://www.uni-med.de

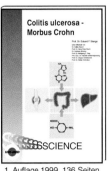
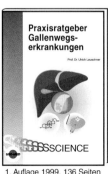
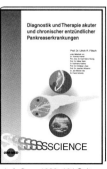
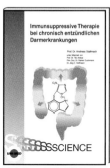
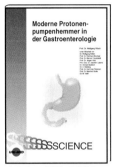
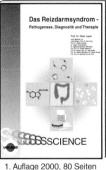
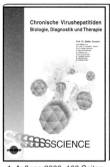
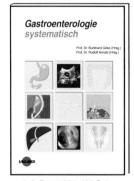